わくわく
脳力トレーニング帳
楽しみながら頭が賢くなる本

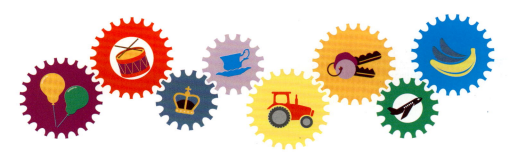

化学同人

わくわく
脳力トレーニング帳
楽しみながら頭が賢くなる本

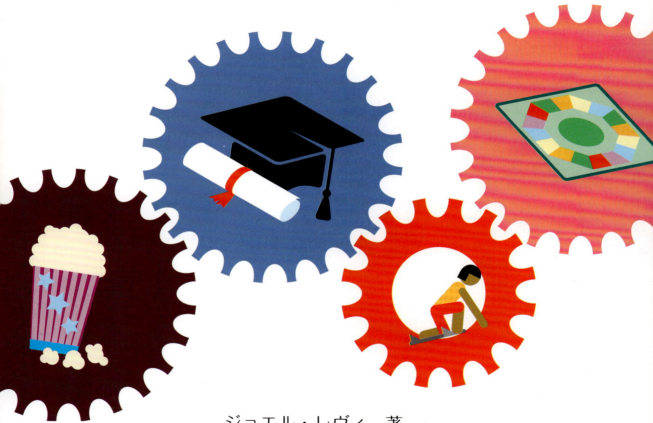

ジョエル・レヴィ 著

櫻井 香織 訳

化学同人

A DORLING KINDERSLEY BOOK
www.dk.com

BOOST YOUR BRAIN
Copyright © 2014 Dorling Kindersley

Japanese translation rights arranged with
Dorling Kindersley Limited, London
through Tuttle-Mori Agency, Inc., Tokyo
For sale in Japanese territory only.

わくわく 脳力トレーニング帳
楽しみながら頭が賢くなる本

2015年2月1日 第1刷発行

著　者　ジョエル・レヴィ
訳　者　櫻井香織
発行人　曽根良介
発行所　株式会社化学同人

〒600-8074　京都市下京区仏光寺通柳馬場西入ル
TEL 075-352-3373　FAX 075-351-8301

装丁・本文DTP　悠朋舎

〈社〉出版者著作権管理機構委託出版物

本書の無断複写は著作権法上での例外を除き禁じられています。
複写される場合は、そのつど事前に、〈社〉出版者著作権管理機構
（電話 03-3513-6969, FAX 03-3513-6979,
email：info@jcopy.or.jp）の許諾を得てください。

無断転載・複製を禁ず
Printed and bound in China
© K. Sakurai 2015
ISBN978-4-7598-1580-1

乱丁・落丁本は送料小社負担にてお取りかえいたします。

目次

はじめに	6
本書の使い方	8

1章
とっさの記憶術　10
短期記憶
問診票	12
ヒント	21
テクニック：チャンキング	22
テクニック：関連づけ	27

2章
あっという間の関係構築　28
名前と顔
問診票	30
ヒント	31
テクニック：位置で覚える	32
テクニック：名前の中に何がある？	35
テクニック：印象強化術	36
テクニック：文脈をキーにする	39
テクニック：3段階記憶強化術	40

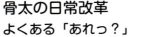

3章
骨太の日常改革　42
よくある「あれっ？」
問診票	44
テクニック：間取り図式記憶術	45
テクニック：数珠つなぎ式記憶術	46
テクニック：頭字語式記憶術	47
テクニック：折句式記憶術	48
テクニック：アルファベットペグ記憶術	50
テクニック：数え歌記憶術	52
ヒント	57

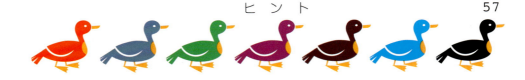

4章
車はどこだっけ？　58
中期記憶
- 問診票　60
- テクニック：ジャーニー法　62
- テクニック：曜日ペグ記憶術　64
- ヒント　64
- テクニック：クロックペグ記憶術　66

5章
夏の思い出　70
長期記憶
- 問診票　72
- テクニック：五感を探る　74
- テクニック：キャスティングボード法　75
- テクニック：カレンダーペグ記憶術　76
- ヒント　76

6章
乾草の中のピン　82
暗証番号とパスワード
- 問診票　84
- ヒント　85
- ヒント　91

7章
試験勉強のぞみ号　96
事実の想起
- 問診票　98
- テクニック：記憶を強める折句術　100
- テクニック：周辺情報を確かめる　101
- テクニック：大要を抜き書きする　102
- テクニック：マインドウェブ　103
- テクニック：関連づけ　104
- ヒント　104
- テクニック：ボディパーツ記憶術　105

8章
数学あたまをめざせ　108
基礎計算力
- 問診票　110
- ヒント　119

9章
数学怖いの正体　120
上級計算力
- 問診票　122
- ヒント　123
- ヒント　129

10章
言の葉さらさら　130
言語能力
- 問診票　132
- ヒント　138

11章
幾何空間の歩き方　140
視空間能力
- 問診票　142
- ヒント　147

12章
道理は大渋滞　152
論理的推論力
- 問診票　154
- ヒント　165

13章
天才的ひらめき　168
創造力
- 問診票　170
- ヒント　176

チャレンジ　178
解答　180
参考ウェブサイト　188
索引　189
謝辞　192

はじめに

日常生活は、新しいログインパスワードの記憶からパーティーで紹介された人を覚えることまで、脳力を極限まで押し広げるチャンスに溢れている。本書はこういった課題の解決に立ち向かうあなたを助ける集中特訓プログラムであり、頭脳の働きを隅々まで強化するエクササイズとパズルを用意した。知的難問の解決術やヒントも紹介し、日常の知的課題の解消に必要な助言と自信も授ける。

脳力トレーニングを始める前に、軽く脳の働き方を知っておこう。参考になる専門用語にも慣れておこう。日常生活であなたはさまざまな脳力に召集をかけるが、それらは記憶力と認知力に大別できる。記憶力は買い物の代金の暗算から授業内容の記憶まであらゆることにかかわっている。認知力は思考力を意味する専門用語で、知能、問題解決力、創造力、言語能力を包含している。

記憶力

厳密な記憶力の働き方は実は誰にも定かではないのだが、実験が示唆する「多段階貯蔵モデル」が正しい説明になっていそうだ。それによると記憶力には段階がある。五感がとらえた情報がどっと脳になだれ込み、高速の感覚記憶部に1秒だけ保持される。その後、自動フィルタリング処理によって一部が作業記憶と呼ばれる短期記憶に取り込まれる。

短期記憶に保持できる情報は数アイテムだけである。短期記憶の情報は、約30秒留まった後はどんどん失われて減衰するか干渉を受けるか、注意を向けられ反復されて刷新強化されるかのどちらかである。必要な間だけ電話番号を覚えるのに使っているのは短期記憶で、その番号を長期間覚えている可能性は低いだろう。だが、素材が面白くて感情に訴えかけるものであり格納済みの他の記憶と一致する場合や、意識して繰り返し練習して覚えようとする場合は、その素材を長期記憶として貯蔵でき、情報はいくらでもそこに永久に留まれる。靴ひもの結び方を覚えることは長期記憶の一例で、記憶に常時「保存」されている。

長期記憶を貯蔵することを符号化という。情報が符号化され長期記憶に格納されるには、まず短期記憶を通らねばならない。符号化された記憶は、次に想起というプロセスで取り出す必要が出てくるまで保存される。符号化と想起は記憶というコインの表と裏である。両方を実行できなければ何も覚えられない。

中間部門である中期記憶の特徴も確かめておく価値がある。これは短期記憶から長期記憶に次第に変わっていく領域にあたる。素材は中期記憶に1週間ほど留まれる。これはすぐには短期記憶から長期記憶へと処理されないが、いずれは符号化によって長期記憶に貯蔵されるか、減衰して失われるかする情報である。

長期記憶そのものにもいろいろある。車の運転、キーボードを打つことから靴ひもの結び方までの技能、つまり「何」ではなく「方法」の知識のことを手続き記憶という。「第一次世界大戦の開戦の年」

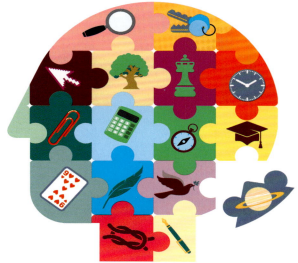

はじめに

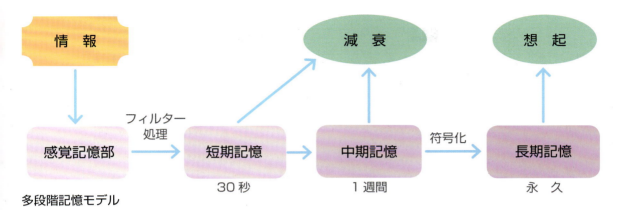

多段階記憶モデル

といった「何」に関する記憶は宣言的記憶あるいは明示的記憶といい、これにもいろいろある。エピソード記憶は、生活の中の逸話や事象、つまり起こったできごとの記憶であり、伝記記憶として知られるものも含んでいる。伝記記憶は、忘れ難い個人的な経験をすべて保持していて自己感覚に不可欠なものなので、とりわけ重要な記憶形態である。

日常生活の中で起こる問題やイライラは、オンラインアカウントになかなか入れない、肝腎なものを買い忘れるなど、記憶力の悪さや鈍さに結びついている。記憶の形成と検索の各段階を改善する方法を実践すれば、短期的にも長期的にも知的能力を向上させることができる。加齢による記憶力の低下に対抗することだってできるかもしれない。

認知力

記憶が知的「食料貯蔵室」に保存された食材のようなものなら、認知力は調理能力だ。野菜を刻む名人、パン焼きのプロであっても、ロースト肉の切り分けやソースの味付けはまるでだめということもある。いろいろなタイプや能力に分かれる知的処理も同じことである。あなたの認知力には熟練分野ともう少し修行を要する分野があるかもしれない。

言語能力や語学力は単語と言語を使う能力である。この能力のおかげでクロスワードパズルを仕上げられるし、うまい言い回しができるかどうか、誤字脱字なく書けるかどうかを決めるのもこの能力だ。数的能力は、いわゆる数学恐怖症のおかげで最も否定的な反応を誘う分野だろう。

視空間能力は、形状や形態や空間について考え、心の眼で物理的空間を見る想像力である。地図を読んだり、道を探したり、頭の中で形を描いて動かしたりするうまさはこの能力で決まる。

論理力は、単語や数字や記号が使われていようがいまいが、合理的に考えてパズルを解く能力である。論理力は暗号を解読したり、数独などのパズルを解いたりする能力を支えるものである。最後に、創造力は、発想と発想を思いがけない新しいやりかたでつなぎ、伝統にとらわれず柔軟に思考できる能力を含む知能である。

これが知能の全貌というわけではない。知能には感情的知能とか社会的知能と呼ばれるまったく別の面がある。これは自他の感情を認識し制御し処理する能力である。ただ、感情的知能は論理的知能に比べて主観的で個人的なものなので、エクササイズやパズルには向いていない。

善は急げ！

さてと、理論はもう十分だ。次のページで「本書の使い方」を読んでから、さっそく1章にとりかかろう（読みたい章からでもかまわない）。楽しみながら頭を賢くしよう！

本書の使い方

本書はパスワードや暗証番号の覚えをよくするとか、「鍵はどこにやった？」というようなちょっとした物忘れをしにくくするといった、現代の日常生活で起こる知的な問題を扱っている。どの章も分野を絞り込んで読み終えやすくしてある。脳力を徹底的に鍛えるために、エクササイズを全部こなして記憶力増強術と能力向上術を習得しよう。最後に自己採点して自分にあった向上方法を見つけよう。

本書の脳力トレーニング

本書は13章に分かれている。暗証番号やパスワード、予定、道順など、日常生活で敏捷な頭の回転が要求される分野を各章で取り上げている。自己診断の結果改善に取り組むべきだと感じた章や分野に直行してもいいし、系統的に読み進めて総合脳トレプログラムにするのもいい。

　最初の7章のテーマは記憶力で、1～3章は短期記憶、4章は中期記憶、5～7章は長期記憶である。実生活で最大の効果を上げるため、どの章も課題志向になっている。2章は初対面の人の名前と顔を覚えられないという問題、6章は覚えなければならないパスワードや暗証番号が多すぎて起こる問題、7章は試験勉強術の改善がテーマである。

　後続章はいろいろな知的能力を取り上げている。8章と9章は数的能力、10章は言語能力、11章は視空間能力を扱っている。12章はなぞなぞや暗号解読などの論理的推論力、13章は創造力と水平思考がテーマである。

　どの章も各能力を自己評価できる簡単な問診票で始まっている。そのあと一気呵成にエクササイズとパズル、ヒントとテクニックになる。

　13章以外の章は自己採点方式なので、あなたの能力が最高の状態にあるのか、もっと訓練が必要なのか評価できる。13章ではエクササイズを振り返って創造力を評価しよう。アクティビティをたいへんだと感じたか？　後づけではあっても、別のこともやれると思うだろうか？

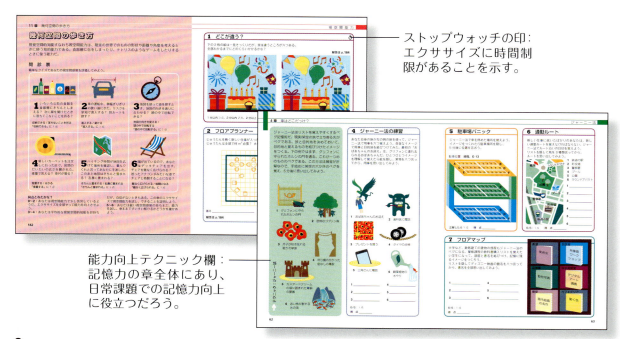

ストップウォッチの印：エクササイズに時間制限があることを示す。

能力向上テクニック欄：記憶力の章全体にあり、日常課題での記憶力向上に役立つだろう。

本書の使い方

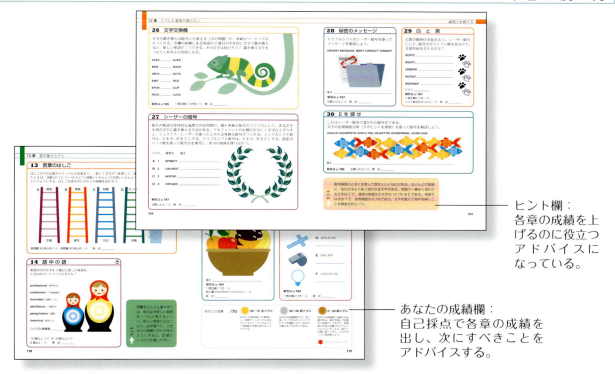

ヒント欄：
各章の成績を上げるのに役立つアドバイスになっている。

あなたの成績欄：
自己採点で各章の成績を出し、次にすべきことをアドバイスする。

テクニックとヒント

記憶力の章では、記憶増強術や工夫を詳しく説明している。それらは屈指の記憶の達人たちが驚異的な記憶力を発揮するのに使っている戦略である。最初は難しく思えるかもしれないが、練習を重ねれば習慣になって日常生活のあちこちで使える強力な記憶ツールになる。どの章にもヒント欄があり、能力向上のヒントがわかる。

時間制限つき課題と休憩

実生活をシミュレートするため、ほとんどのエクササイズは時間制限つきで、ストップウォッチ印がついている。何かを記憶に刻みつけて（符号化）から思い出すまでに、花を8種類考えるといった「タイムラグ」課題が入っている。この符号化と想起の間のタイムラグは、別のことに集中せざるをえなくしてテスト材料を頭の中でリハーサルできないようにする。タイムラグ課題はやりたくなければやらなくてもよい。数分間待つだけでもいいし、お茶を飲むなどの自分なりのやりかたをしてもよい。

解　答

1〜12章のエクササイズの解答は巻末にある（13章は採点しない）。章末で自己採点して合計点を出し、成績を確認しよう。間違ったエクササイズがあったら、どこで間違えたのかを確認しよう。テクニックやヒントを頼りにしてエクササイズに再挑戦しよう。正解したとしても、常に改良の余地はある。解答速度を上げたり、日常生活の中でヒントやテクニックを使ったりして自分自身にチャレンジできるか、確かめよう。

チャレンジ

どの章にも巻末にチャレンジ問題がある。チャレンジは在宅課題、日常課題である。成績が芳しくなかった章の能力向上を助ける内容になっている。その章が好成績だったとしても、チャレンジは脳力の向上と維持を助けるからぜひ試そう。脳を申し分のないコンディションに保つ最高の方法は使い続けることである。だから、本書を読み終わっても、この能力向上チャレンジをずっと参考にしていこう。

1章

とっさの記憶術
短期記憶

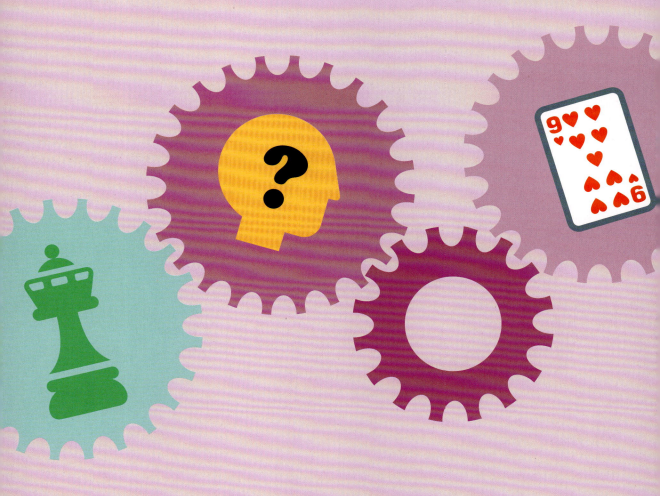

1章　とっさの記憶術

とっさの記憶術

短期記憶は、操作も処理も消去も簡単ですぐ消えるという意味で人間版コンピュータRAM（ランダムアクセスメモリ）である。あなたの短期記憶は機能中？　不具合はない？

問 診 票
簡単なクイズであなたの短期記憶力を評価してみよう。

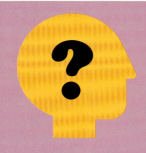

1 部屋に入ったとたん、そこに行った理由を忘れてしまうことがある？

はい / いいえ
「いいえ」に1点

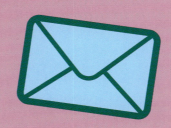

2 eメールに返信するとき、いつも元のメールをスクロールして質問を確かめる？

はい / いいえ
「いいえ」に1点

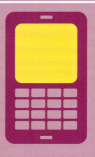

3 携帯電話で相手が言った電話番号のメモはその場で必要？　後でOK？

その場で / 後で
「後で」に1点

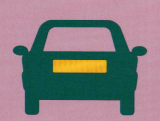

4 空港で迎えのタクシーを呼んだ。聞いたナンバーを覚えて、待機タクシーの中から自分の車を探せる？

はい / いいえ
「はい」に1点

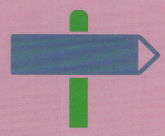

5 道をきいたら六つ指示を受けた。目的地に着くまでにまた尋ね直す？

はい / いいえ
「いいえ」に1点

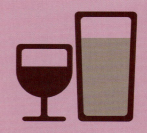

6 バーで友だち六人の飲み物の注文を取る。メモが要る？　六人分暗記できる？

メモが要る / 暗記できる
「暗記できる」に1点

何点とれたかな？
0～2：あなたの短期記憶力は緊急対策を必要としている。この章のエクササイズで能力を鍛え、p.178のチャレンジでさらに伸ばそう。

3～4：あなたは平均的な短期記憶力をお持ちである。この章のテストやクイズで上をめざそう。

5～6：あなたは素晴しい短期記憶力の持ち主だ！この後のエクササイズで最高点を出せるかな？

短期記憶力を鍛える

1 ランダム想起

ここにあるものの名前を逆に綴ろう。
全部できたら絵を隠し、短期記憶で覚えているのものを全部書き出そう。

1 _____
2 _____
3 _____
4 _____
5 _____
6 _____
7 _____
8 _____

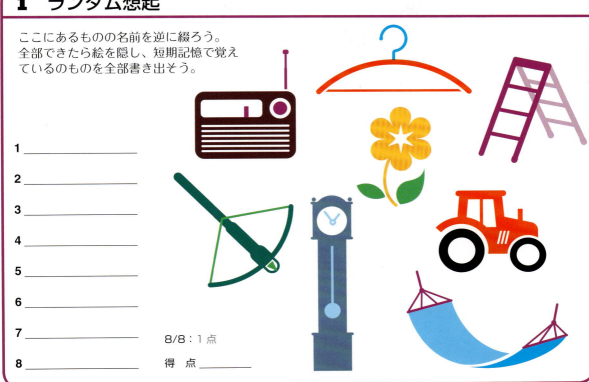

8/8：1点

得 点 _____

2 その帽子、どこで買ったの？

ここにある帽子には他と違うものがある。見つけたら絵を隠し、
短期記憶で覚えている帽子の種類を書き出そう。

1 _____
2 _____
3 _____
4 _____
5 _____
6 _____

6/6：1点

得 点 _____

解答は p.180

1章 とっさの記憶術

3 消滅する名刺

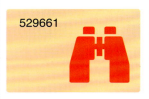
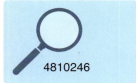
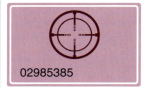
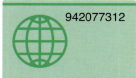
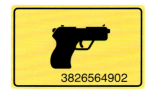

スパイ会議でユニークなスパイコードつきの名刺をもらった。問題は名刺が30秒後に自動消滅することだ。暗記できるだろうか？
1回だけ読んで、覚えたコードを紙に書き出そう。

正解した一番長い桁で採点
10桁：5点
9桁：4点
8桁：3点
7桁：2点
6桁：1点
得 点 ＿＿＿＿

4 アニマルウォッチング

9種類の動物を30秒眺めただけで、そらんじることができるかな？

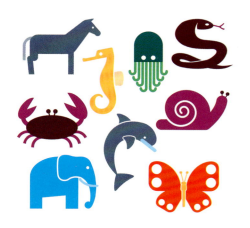

1 ＿＿＿＿＿＿
2 ＿＿＿＿＿＿
3 ＿＿＿＿＿＿
4 ＿＿＿＿＿＿
5 ＿＿＿＿＿＿
6 ＿＿＿＿＿＿
7 ＿＿＿＿＿＿
8 ＿＿＿＿＿＿
9 ＿＿＿＿＿＿

9/9：3点
8/9：2点
7/9：1点
得 点 ＿＿＿＿

5 バードウォッチング

よく似た9種類の鳥を30秒眺めただけで、そらんじることができるかな？

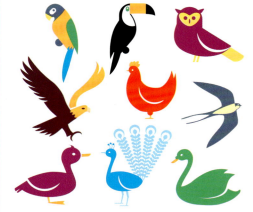

1 ＿＿＿＿＿＿
2 ＿＿＿＿＿＿
3 ＿＿＿＿＿＿
4 ＿＿＿＿＿＿
5 ＿＿＿＿＿＿
6 ＿＿＿＿＿＿
7 ＿＿＿＿＿＿
8 ＿＿＿＿＿＿
9 ＿＿＿＿＿＿

9/9：3点
8/9：2点
7/9：1点
得 点 ＿＿＿＿

6 切れる？ 切れない？

ナイフで切れるものを丸で囲もう。

解答は p.180

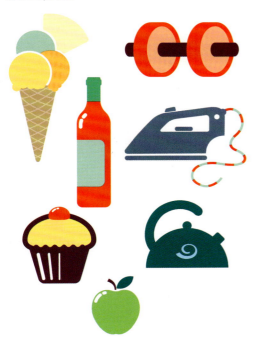

絵を見ないで下の問いに答えよう。そんなつもりはなくても、少しは短期記憶に残っているはずだ。

菓子パンの上に
何がある？ ＿＿＿＿＿＿＿＿＿＿＿＿＿

やかんについている
ロゴは何？ ＿＿＿＿＿＿＿＿＿＿＿＿＿

アイロンの
コードは何色？ ＿＿＿＿＿＿＿＿＿＿＿

アイスクリームは何スクープのっている？
＿＿＿＿＿＿＿＿＿＿＿＿＿＿＿＿＿

1問正解につき1点

得　点 ＿＿＿＿＿＿

7 スーパーマーケットにて

これは配置や分類といった、無意識下で短期記憶がする情報の記録のしかたの例である。料理したいものに C、生のまま食べたいものに R と書こう。

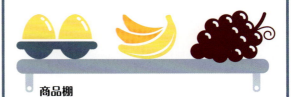
商品棚

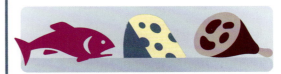
惣菜コーナー

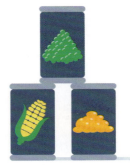
缶詰コーナー

では絵を見ないで、食品名を書き込もう。

商品棚　　　　1＿＿＿＿　2＿＿＿＿　3＿＿＿＿

惣菜コーナー　1＿＿＿＿　2＿＿＿＿　3＿＿＿＿

缶詰コーナー　1＿＿＿＿　2＿＿＿＿　3＿＿＿＿

正解した場所ごとに1点

得　点 ＿＿＿＿＿＿

1章　とっさの記憶術

8　行きつけのバー

バーの看板を5秒だけ眺めて絵を隠し、
右側の看板に色を塗って名前も入れよう。

両方正解　8/8：5点　7/8：4点
6/8：3点　5/8：2点　4/8：1点

得　点 _____

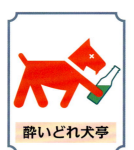
酔いどれ犬亭

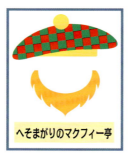
へそまがりのマクフィー亭

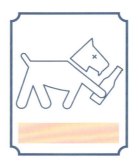

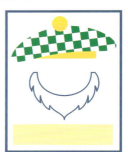

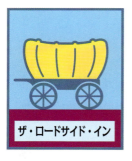
ザ・ロードサイド・イン

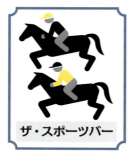
ザ・スポーツバー

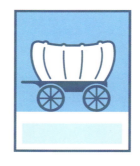

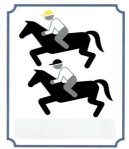

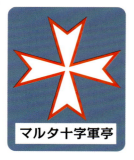
マルタ十字軍亭

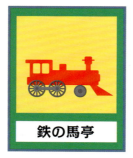
鉄の馬亭

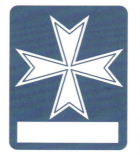

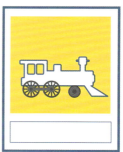

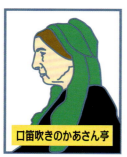
口笛吹きのかあさん亭

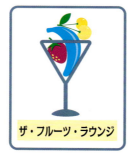
ザ・フルーツ・ラウンジ

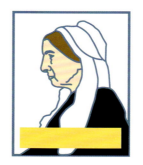

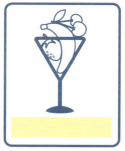

短期記憶力を鍛える

9 道路標識

標識無視の危険なドライバーの取締りをやっている。
10秒だけ標識を眺めたら、絵を隠して空欄を埋めよう。

1問正解につき1点
得　点　_____

    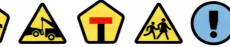

行き止まりの標識は_____番目にあった。

停止の標識は_____番目にあった。

クマに注意の標識は_____番目にあった。

この先分岐の標識は_____番目にあった。

10 想像画を描く

頭の中で描いた絵を、そのまま紙に描き写せる？
説明どおりの絵を頭の中で描いてから、
空欄に写してみよう。

円が一つある。
円内にぴったり収まる正方形が一つある。
正方形を二分する斜線が左上から右下に通っている。
円の上に小さな三角形がある。
正方形の左下隅に黒い点がある。

p.180の解答のように描けたら2点

得　点　_____

1章　とっさの記憶術

11　アヒルの行列

珍しい7羽のアヒルが道を渡っているので渋滞になった。
まず、上の列のアヒルを見よう。次に、絵を隠して下の列のアヒルを見よう。
道を渡っていなかったアヒルを丸で囲もう。

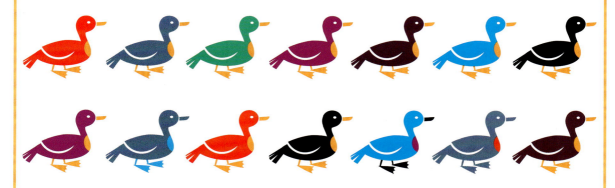

解答は p.180　　　　　　　　　　　　　　　1羽正解につき1点　　得　点 _____

12　ランドマーク

危険国家であなたは歩兵部隊を先導している。風で地図が吹き飛ばされそうだが、
何とか一目見ることはできる。
30秒地図を眺めてから、右の地図に目印を書き込もう。

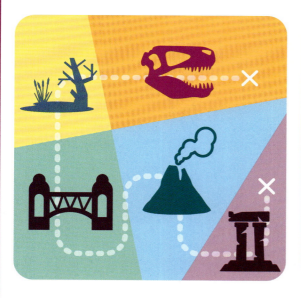 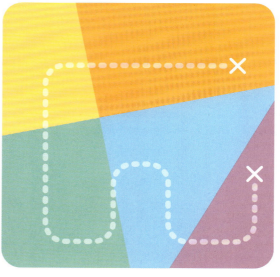

全部覚えていたら1点　　得　点 _____

短期記憶力を鍛える

13 ママのまね

あなたの娘が宝石箱からアクセサリーをひっぱり出して遊んでいる。テーブルの上にアクセサリーが五つある。宝石箱は最初、上の絵のようになっていた。30秒眺めたら絵を隠し、下の絵でアクセサリーが入る正しい位置を矢印で示そう。

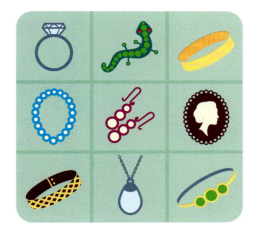

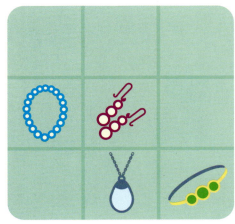

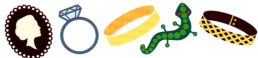

正しい位置を示せたアクセサリー1個につき1点
得　点 _____

14 宝　島

あなたは、酔いつぶれた海賊から宝島の地図を渡され、宝の隠し場所への行き方を聞いていた。道順を1回だけ読んだら地図を隠し、出発点Xからの行き方を地図に書き込もう。

道　順：

A 北上し、3本目のヤシの木のところで西に向かう。

B 沼と川を渡り、洞窟まで行く。

C 北の山を越えて浜辺へ。

D 東に向かい、川上に進んで三つめの滝で川を渡る。

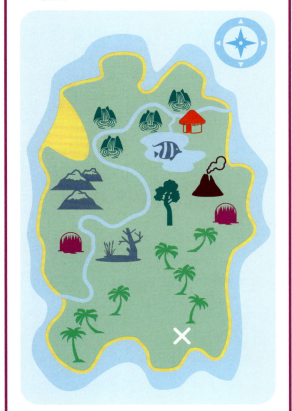

どこに着いた？ _____

正しい場所に着いたら1点
得　点 _____

解答は p.180

1章 とっさの記憶術

15 レーシングカラー

異常気象でどのレーシングカーも泥だらけ。グランプリレースはパニック状態だ。プログラムの説明を読んでチームカラーを覚え、説明を見ないで各チームの車に色を塗り、デザインを復元しよう。色名を書き込んでもいい。

チームブースト：緑のフロントスポイラー、青のノーズ、赤のコックピット、オレンジ色のボディ、黄のリアスポイラー

チームスプリント：青のフロントスポイラー、オレンジ色のノーズ、黄のコックピット、青のボディ、緑のリアスポイラー

チームスーパーエックス：赤のフロントスポイラー、オレンジ色のノーズ、緑のシート、黄のボディ、青のリアスポイラー

チームワープスピード：青のフロントスポイラー、赤のノーズ、オレンジ色のコックピット、緑のボディ、黄のリアスポイラー

チームバニッシュ：黄のフロントスポイラー、オレンジ色のノーズ、赤のコックピット、青のボディ、緑のリアスポイラー

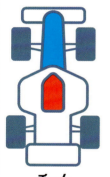
チーム
ブースト

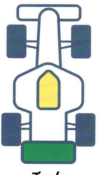
チーム
スプリント

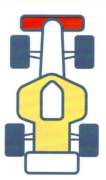
チーム
スーパーエックス

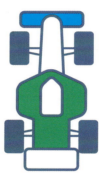
チーム
ワープスピード

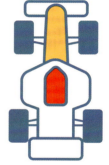
チーム
バニッシュ

完全に復元できたチームごとに1点　得点 ＿＿＿＿＿＿

16 文脈は記憶の大立役者

短期記憶は入ってくるのと同様に、抜け落ちるのも早いのが問題だ。短期記憶にものごとをしっかり固定する方法のひとつは、情報を受けとった状況を意識することだ。ここにあるシナリオで試してみよう。後でテストする。

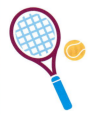

A テニス試合：生存のために大事なものは、避難所、水、食料である。

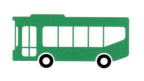

B バスの中：金の元素記号はAuである。

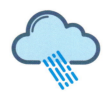

C 雨の中：ウルグアイの首都はモンテビデオである。

17 青空チェスゲーム

風が吹きつける公園であなたはチェスをしている。
各ゲームのチェス盤の手を 30 秒眺めて覚え、
何も見ないで新しいチェス盤にゲームを再現しよう。

正解したチェス盤ごとに 2 点
得 点 _____

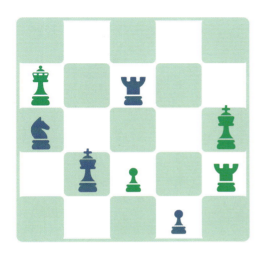
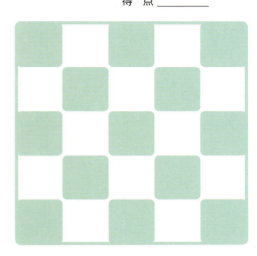
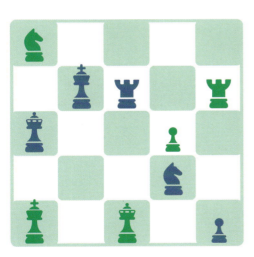
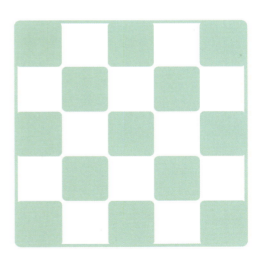

短期記憶はとても消えやすい。簡単な予防策はその場で復唱することである。新情報は頭の中で即座に繰り返す。声に出して復唱するともっといい。

1章　とっさの記憶術

18　キムの暗記ゲーム

ラドヤード・キップリングの1901年の小説『少年キム』にスパイの記憶訓練教育が出てくる。30秒でいろいろなものを暗記して、そらでできるだけたくさん書き出す単純なゲームをやってみよう。

14〜15：3点
12〜13：2点
10〜11：1点

得　点＿＿＿＿＿

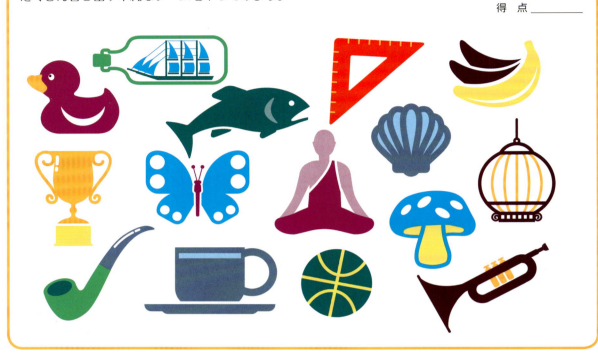

テクニック：チャンキング

チャンキングとは、情報をまとめて整理することである。短期記憶が一度に扱える情報は七つ程度だが、複数の情報をまとめて整理できればもっと詰め込める。ここにある14個のものを7組にして覚えたら絵を隠そう。それから30秒待って、紙に全部書き出してみよう。

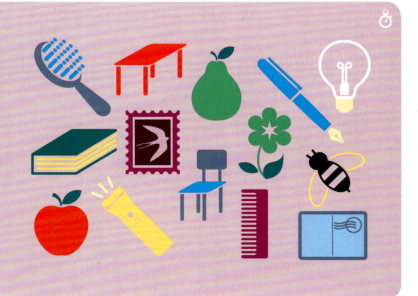

チャンキング

19　キムの暗記ゲーム　難問

前問に比べて今回は、似ているものが多いので記憶に残りにくい。
チャンキングを使ってペアをつくり、30秒で覚えて絵を隠そう。
いくつ思い出せるかな？

14：5点　12〜13：4点
10〜11：3点　7〜9：2点
6：1点

得点＿＿＿＿

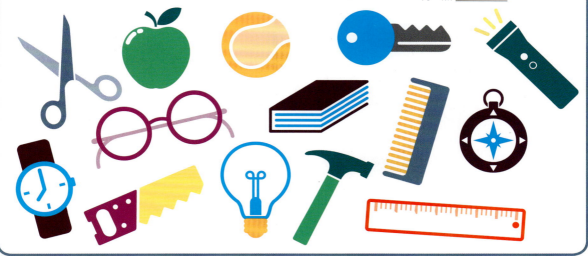

20　キムの暗記ゲーム　超難問

この難問ができたら記憶力チャンピオンだ！
チャンキングを使って30個のものを30秒で覚えて、
絵を隠そう。いくつ思い出せるかな？

25〜30：10点　17〜24：8点
12〜16：6点　10〜11：4点
8〜9：3点　6〜7：2点　5：1点

得点＿＿＿＿

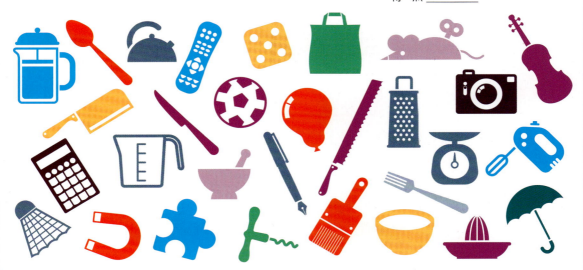

1章 とっさの記憶術

21 文脈は記憶の大立役者

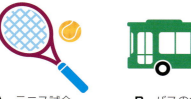 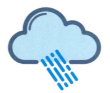

エクササイズ16で三つの事実を覚えた。文脈をヒントにしたら思い出せるかな？

A テニス試合
事実：＿＿＿＿＿＿＿
＿＿＿＿＿＿＿＿＿＿
＿＿＿＿＿＿＿＿＿＿

B バスの中
事実：＿＿＿＿＿＿＿
＿＿＿＿＿＿＿＿＿＿
＿＿＿＿＿＿＿＿＿＿

C 雨の中
事実：＿＿＿＿＿＿＿
＿＿＿＿＿＿＿＿＿＿
＿＿＿＿＿＿＿＿＿＿

1問正解につき1点
得点＿＿＿＿＿＿

22 フェードアウト

短期記憶はとくに減衰しやすく、情報は消え、忘れられる。減衰が少ない人は記憶力がいい。減衰速度の即席テストとして、前出のエクササイズの答えの記憶力を評価してみよう。

1. エクササイズ2「その帽子、どこで買ったの？」にあった帽子を2種類あげよう。

   ＿＿＿＿＿＿＿＿　＿＿＿＿＿＿＿＿

2. エクササイズ2で他と違う帽子はどれだった？＿＿＿＿＿＿＿＿＿＿

1問正解につき各1点
得点＿＿＿＿＿＿

3. エクササイズ5「バードウォッチング」の鳥を4種類あげよう。

   ＿＿＿＿＿＿＿＿　＿＿＿＿＿＿＿＿
   ＿＿＿＿＿＿＿＿　＿＿＿＿＿＿＿＿

4. チャンキングテクニックに出てきたもののペアを一つあげよう。＿＿＿＿＿＿＿＿

5. エクササイズ18「キムの暗記ゲーム」に出てきたものを二つあげよう。

   ＿＿＿＿＿＿＿＿
   ＿＿＿＿＿＿＿＿

23 背景ノイズ

煩わしい邪魔が入ると、短期記憶に情報を保持するのがとても難しくなる。113から110、107、104、と声に出して3ずつ引きながら、ここにあるカードの手を30秒以内で覚えられるかな？ 時間がきたらカードを隠して、その手を紙に書いてみよう。

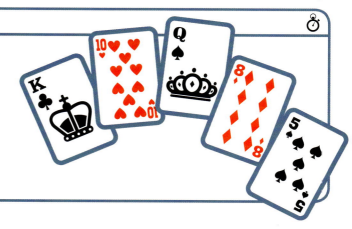

5/5：2点　4/5：1点　得点＿＿＿＿＿＿

短期記憶力を鍛える

24 障害物

短期記憶には「干渉」という問題もある。短期記憶に入ってくる新情報が過去の記憶に影響して、過去の記憶を忘れてしまうことだ。あなたはどのくらい干渉に強いかな？

A ここにあるものを30秒で記憶して、Bに進もう。

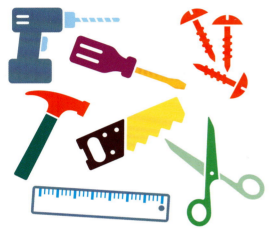

B 他と違うものを丸で囲もう。

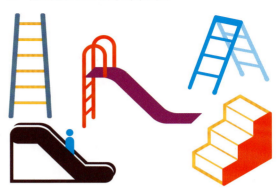

解答は p.180

C Aで覚えたものを思い出せる？

1 _____   5 _____

2 _____   6 _____

3 _____   7 _____

4 _____

7/7：3点　5〜6/7：2点　3〜4/7：1点

得点 _____

25 うるさい数字

干渉に対する強さを別の問題で確かめよう。

A この数字の列を10秒で覚え、隠してしまおう。 **4 2 9 0 6 4 8**

B 次に来るカードは何だろうか？

_____

解答は p.180

 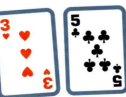 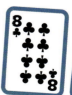

C 覚えた数字を思い出せる？ _____

2/2：2点　1/2：1点

得点 _____

1章 とっさの記憶術

26 世界の奇観

情報の記憶を助ける手がかりやきっかけがあると、短期記憶からの読み出しはとても楽になる。30秒で国名と奇観を覚え、リストを隠そう。

 エンジェルフォール：ベネズエラ

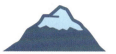 **エベレスト山**：ネパール

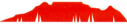 **テーブル山**：南アフリカ

 青の洞窟：イタリア

 **グレートバリアリーフ**：オーストラリア

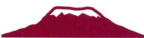 **キリマンジャロ**：タンザニア

 グランドキャニオン：アメリカ

下の国名リストに、関係する奇観を書き込もう。

オーストラリア _____

ネパール _____

タンザニア _____

イタリア _____

アメリカ _____

南アフリカ _____

ベネズエラ _____

1問正解につき1点
得点 _____

27 愛情関係

感情が絡んだ内容や情報は記憶しやすい。ここにあるリストを読んで、そらで質問に答えよう。

   ベンとオマールは学友。

   テッドとケイティは結婚40年。

   デイヴはゾーイと恋愛中。

   ジョンとオーラには子どもが生まれる。

   ジェシカとビルは離婚寸前。

   カレンとデイヴは浮気中。

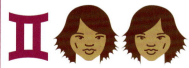 ウィノナとデジレは一卵性双生児。

子どもが生まれるのはどのペア？ _____

正解したら1点
得点 _____

関連づけ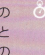

新情報を短期記憶にさらにしっかり固定する方法として、有名人の名前や顔などの既知情報への関連づけがある。試しにトランプのカードを覚えてみよう。カードと関連づける有名人の名前を30秒眺めよう。それからカードを隠し、好きな映画の題名を三つ書こう。関連づけを考えることでカードを思い出せるかな？

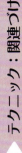
テクニック：関連づけ

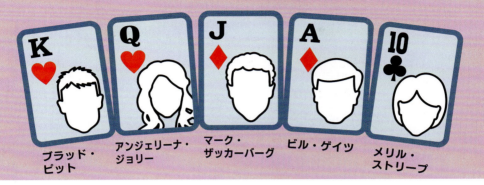

28　ドリンクのオーダー

あなたが飲み物を注文する番になった。メモするペンも紙もないので、注文した人の顔や名前と注文を関連づけて覚えよう。誰がどの飲み物を注文したか覚えられる？

チャールズは
シャンパン

アダムは
マティーニ

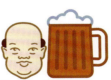
マーティンは
ビール1パイント

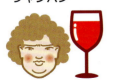
ブレンダは
赤のグラスワイン

ヴァルは
スタウト

ドンは
瓶入りラガー

6/6：3点　5/6：2点
4/6：1点
得　点 ＿＿＿＿＿＿

あなたの成績　/100

 80〜100 金メダル
あなたは素晴らしい短期記憶力をお持ちだが、p.178のチャレンジにトライして高い能力を維持し極限まで伸ばすといい。

 30〜79 銀メダル
あなたの短期記憶力は伸ばせる。短期記憶力の働きをよくするヒントをもう一度読み、p.178のチャレンジにトライしよう。

 0〜29 銅メダル
短期記憶に仕事をさせよう。この章のエクササイズをおさらいして能力アップに役立てよう。

 チャレンジは p.178

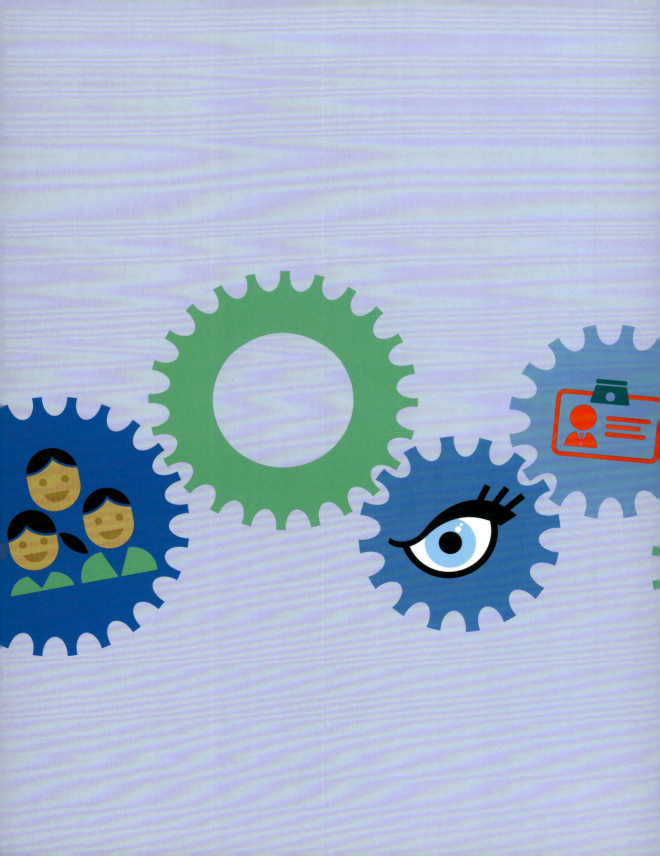

2章
あっという間の関係構築
名前と顔

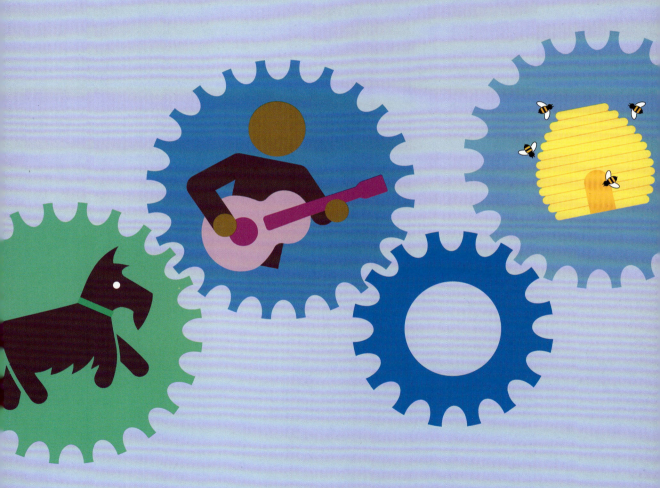

2章　あっという間の関係構築

あっという間の関係構築

人間には顔を見分ける特別な脳と知的プロセスがあるが、残念ながら記憶力に裏切られることが多い。名前と顔の関連を短期記憶から長期記憶に移し損なったときはとくにそうだ。

問 診 票

簡単なクイズで名前と顔の記憶力を評価してみよう。

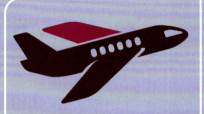

1 長いフライトで隣席の人としゃべるとき、名前を何度も聞く必要がある？

たぶんそう / そんなことはない
「そんなことはない」に1点

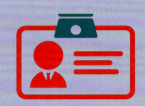

2 会議で名札のない参加者を紹介された。後で話をするとき、名前を思い出せる？

はい / いいえ
「はい」に1点

3 家族の誕生日パーティーで、いとこに15年ぶりに会った。名前を思い出せる？

たぶんできる / できない
「たぶんできる」に1点

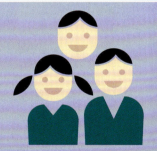

4 職場の同僚の家族の名前を思い出して特徴を言える？

たぶんできる / できない
「たぶんできる」に1点

5 パーティー会場に着いたときに紹介された人を、1時間歩き回ってからでも見分けられる？

たぶんわかる / わからない
「たぶんわかる」に1点

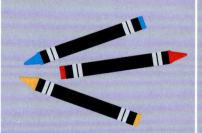

6 娘が新しい仲間と一緒に学校から出てきた。前の日に聞いたばかりの友だちの名前を思い出せる？

たぶんできる / できない
「たぶんできる」に1点

何点とれたかな？

0〜2：あなたの名前と顔の記憶力には仕事が必要だ。放っておくと恥ずかしい思いをすることになるかもしれない。この章のテクニックとエクササイズをきちんとやって記憶力向上法を確かめよう。

3〜4：あなたは平均的な名前と顔の記憶力の持ち主だ。この章のテクニックとエクササイズを使って能力を向上させよう。

5〜6：あなたは素晴しい名前と顔の記憶力をお持ちだ。この章のテストで能力を極限まで伸ばそう。

名前と顔の想起練習

1 ファニーフェイス

　ピーター　　ナディーン　　ヘンリー　　エドウィナ　　チャールズ

目立った特徴がある顔はとても覚えやすい。特徴を意識しながら上段の五人の名前を覚えよう。30秒たったら絵を隠し、30から逆に数えてから、空欄に名前を書き入れよう。

_____　　_____　　_____　　_____　　_____

5/5：1点
得　点 _____

2 ありふれた顔

特徴がない顔は覚えにくい。このあとのエクササイズのために、ここで基礎能力を知っておこう。上段の名前と顔を1分で覚えよう。それから絵を隠し、31日ない月を書き出してから、下段に名前を書き込もう。

　フィンレイ　　　キム　　　アブドゥル　　マシュー　　　アニー

_____　　_____　　_____　　_____　　_____

5/5：2点　4/5：1点　　得　点 _____

> **ヒント** 名前の記憶力を高める一番簡単な方法は、名前を聞いたらすぐに復唱することだ。そうすると記憶を刻みつけやすく、想起しやすくなる。自己紹介の中に質問のかたちで入れて初対面の人の名前を復唱するのもいい方法だ。「アーサー・ディーリーさんですね？ 綴りはDEELEY？ DEALEY？」初対面の人にはいつもこうしよう。

2章　あっという間の関係構築

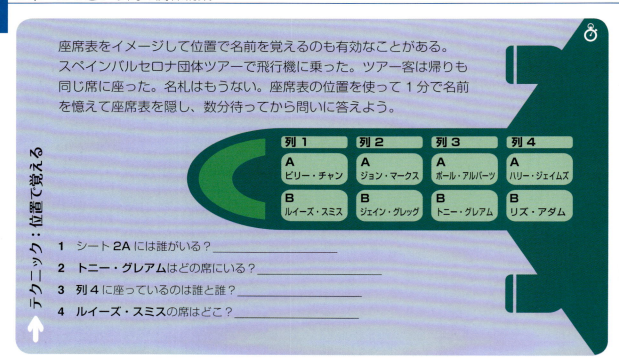

テクニック：位置で覚える

座席表をイメージして位置で名前を覚えるのも有効なことがある。スペインバルセロナ団体ツアーで飛行機に乗った。ツアー客は帰りも同じ席に座った。名札はもうない。座席表の位置を使って1分で名前を憶えて座席表を隠し、数分待ってから問いに答えよう。

列1　A ビリー・チャン　B ルイーズ・スミス
列2　A ジョン・マークス　B ジェイン・グレッグ
列3　A ポール・アルバーツ　B トニー・グレアム
列4　A ハリー・ジェイムズ　B リズ・アダム

1　シート2Aには誰がいる？＿＿＿＿＿＿＿＿＿
2　トニー・グレアムはどの席にいる？＿＿＿＿＿＿＿＿＿
3　列4に座っているのは誰と誰？＿＿＿＿＿＿＿＿＿
4　ルイーズ・スミスの席はどこ？＿＿＿＿＿＿＿＿＿

3　ゲストハウスの部屋割り

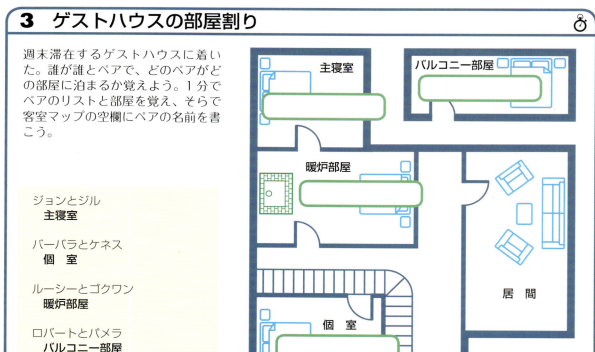

週末滞在するゲストハウスに着いた。誰が誰とペアで、どのペアがどの部屋に泊まるか覚えよう。1分でペアのリストと部屋を覚え、そらで客室マップの空欄にペアの名前を書こう。

ジョンとジル
　主寝室

バーバラとケネス
　個室

ルーシーとゴクワン
　暖炉部屋

ロバートとパメラ
　バルコニー部屋

正解したペアごとに1点　得点＿＿＿＿＿

位置で覚える

4 パーティーの席次

ディナーパーティーに遅刻したあなたに主催者がみんなを急いで紹介してくれた。名前と顔と座席表を1分眺めてから席に着こう。そらで名前と席を思い出せる？

マーサ
あなたの右手席

レオ
あなたの向かい席

ジェフ
レオの左手席

アンドリュー
あなたに最も近い端の席
（左手）

ルイーズ
テーブルの一番端の席

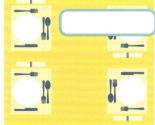

全員正解 5/5：1点　　得点 _____

5 まごつく新学期

クラス替えになった初日に、先生から採点したての宿題の返却を頼まれたのだが、あなたには席順を確かめる時間が少ししかなかった。間違えずにみんなに宿題を配れるかな？ 座席表を2分眺め、そのあとアメリカの州名を10個あげてから、空欄にそらで名前を入れてみよう。

サラ	フランク	ジュリー
ジャミーラ	ヘンリー	ジェイムズ
ジョージ	サマンサ	ルシンダ
ゲイリー	エドワード	あなた

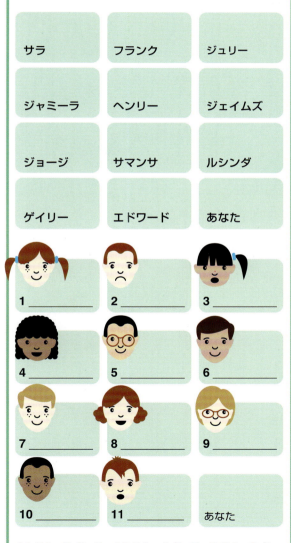

11/11：5点　 9〜10/11：4点　7〜8/11：3点
5〜6/11：2点　3〜4/11：1点　得点 _____

2章　あっという間の関係構築

6　順番、順番

名前だけでなく紹介された順も思い出すのはたいへんそうだが、単純ながら印象的な話（つながりのある一連のできごと）に名前を入れられれば想起は楽になる。

ここにいる登場人物が出てくる話を2分で考え、007映画の題名を五つ言ってから、名前と登場順を書いてみよう。

1	2	3	4	5
ガイ・ウィリアムズ	アヴァ・ミッチェル	アリナ・シン	ウェイン・エヴァンス	コニー・パイパー

  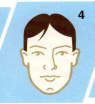 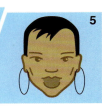

_____　_____　_____　_____　_____

フルネーム正解一人につき1点、紹介順の完全一致でさらに1点　　得　点 _____

7　名実一体

名前が職業を決定づけるとする説があるが、これは便利な記憶増強術になる。仕事との関連づけを使って名前を覚え、リストにしよう。

1. チャーリー・ラダー　窓ふき
2. ジェーン・ドライバー　バスの運転手
3. ケリ・ロー　裁判官
4. アヴィンダ・サリ　裁縫師
5. ヨウ・ホー・チョップ　肉屋
6. ブラッド・ビアード　床屋
7. サディー・チューナー　ミュージシャン

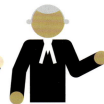 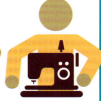 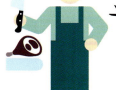 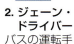

1 _____
2 _____
3 _____
4 _____
5 _____
6 _____
7 _____

7/7：1点　　得　点 _____

名前の中に何がある？

記憶力の悪い人にとって、視覚化や関連づけをしやすい名前の人は天の恵みだ。ここにいる四人で間違えようのない視覚化や関連づけをしよう。バターマン氏はトーストに塗られているところを想像すると覚えられそうだ。他の三人の名前と顔を覚える手がかりをつくろう。視覚化を使ったら、そらで名前を言えるかな？

テクニック：名前の中に何がある？

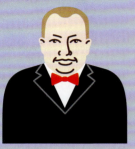 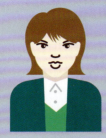 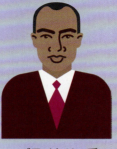 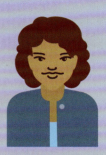

　バターマン氏　　　プラム嬢　　　ゴライトリー氏　　アッティカス夫人

8 面接試験

面接で好印象を与えたい。似たような服を着ている面接官を全員覚えられるかな？
前出のテクニックを使って、覚えにくそうな名前の視覚化や関連づけをやってみよう。
面接官の名前を30秒眺めたら隠して、アルファベットを3文字おきに言ってから、そらで名前を思い出そう。

プール氏　　　ノラン夫人　　　バス氏　　　グドール氏　　　ホール夫人

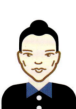 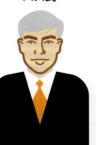 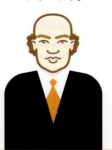 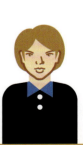

_____　_____　_____　_____　_____

5/5 採用決定！：1点　　得　点 _____

2章　あっという間の関係構築

名前とルックスに対応があったら、それを使って記憶を強化しよう。まず個人の特徴に注目し、印象的なイメージで名前と結びつけられるかどうかを考えよう。試しに、この五人の名前と顔を結びつける印象的なイメージを2分で考えてメモしよう。そうしたら、そらで名前を思い出せるかな？

テクニック：印象強化術

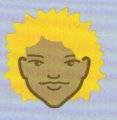 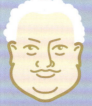 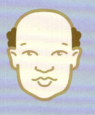 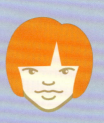 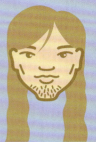

ティリー・フラワー　　ダンカン・ラージ　　アーネスト・モンクトン　　ペッパー・ブラド　　サンプソン・チン

9　乗り合せ

特徴で人を覚えるところから印象強化術の練習を始めよう。
長距離列車でちょっと変わった六人と乗り合わせた。
翌日、友だちに全員のルックスを話す。乗客の絵をよく見たら絵を隠そう。
5分待ってから顔の特徴を描き込もう。

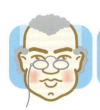 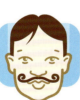 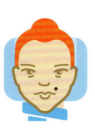　　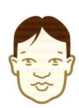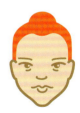

  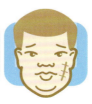　　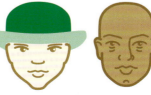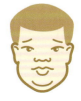

正解した乗客一人につき1点　　得　点 _____

10　IDキット

今度は名前と特徴の関連づけの練習だ。
上段の五人をよく見て、名前と特徴を覚えたら絵を隠そう。
最近読んだ本3冊の書名を言ってから、そらで顔と名前を思い出せるかな？

正解した名前一つにつき1点

得　点　_____

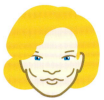 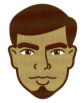 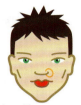 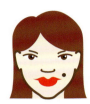

ポリー・ターナー　　スニル・バトラ　　ジョー・シーモア　　オーガスティン・ブラウン　　ジェイド・パイク

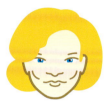 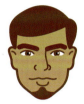 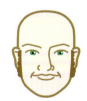 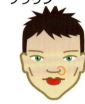

11　名をこそ問はめ

名前と特徴を結びつける視覚化をやってみよう。グレタ大叔母さんの80歳の誕生日パーティーにきている親戚の名前が思い出せない。姉がひととおり教えてくれたので、絵を見て名前と顔を1分で結びつけよう。右の絵に、そらで名前と特徴を入れられるかな？

名前を正解　一人につき1点
特徴を正解　一人につき1点
得　点　_____

いとこのウェイド

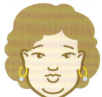

フェイス叔母さん

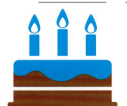

ルパート叔父さん　　甥のウィリアム　　姪のアイダ

2章　あっという間の関係構築

12　お連れ合いはどちらさま？

一人でも覚えられないのに、パートナーの名前まで覚えるとなればもっとたいへんだ。学んだテクニックを使ってペアの名前を覚えよう。ここにいる四組で、名前や目立った特徴を使って関連づけをしよう。そのあと、次のエクササイズをやってから、右の空欄を埋めてほしい。

セレステの相手は？＿＿＿＿＿＿＿＿

＿＿＿＿は誰といる？＿＿＿＿＿＿＿＿

アブドゥルの相手は？＿＿＿＿＿＿＿＿

＿＿＿＿は誰といる？＿＿＿＿＿＿＿＿

フェリックスの相手は？＿＿＿＿＿＿＿＿

＿＿＿＿は誰といる？＿＿＿＿＿＿＿＿

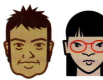
ハリーとメグ

セレステとアーサー

アブドゥルとファティマ

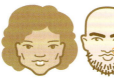
ルビーとフェリックス

6/6：1点　　得　点＿＿＿＿＿＿

13　ワレワレハ、トモダチダ

異星人の姿と名前を覚えるという難問中の難問をやろう。
異星人が地球に到来し、あなたを地球人の銀河系大使に任命した。
外交儀礼の順守と異星人の名前の記憶は大使として当然だ。
異星人と名前を2分見てから隠し、最近見た映画の題名を五つあげてから、異星人の絵と名前を結んでほしい。

正解した異星人
一人につき1点
得　点＿＿＿＿＿＿

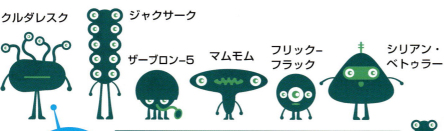

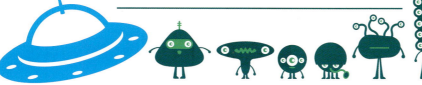

ザーブロン-5
フリック-フラック
マムモム
シリアン・ベトゥラー
ジャクサーク
クルダレスク

テクニック：文脈をキーにする

初対面のときの状況も一緒に覚えると想起が楽になる。会った場所、背景にあったもの、どんなシチュエーションだったかなど、紹介されたときの状況を意識しよう。試しに練習をやってみよう。2分で初対面のときの状況を確かめて、ヨーロッパの国名を12個あげてから、誰が誰だったかを思い出そう。

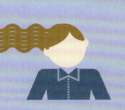
フィリッパと会った日は風が強かった。

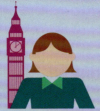
ヴァネッサにはロンドンで会った。

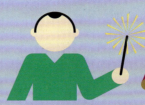
アーダルと会ったのは花火大会のときだった。

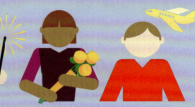
イモジェンは、会ったときバラを抱えていた。

ニシットとは飛行機で乗り合わせた。

14　テストの時間

学校の先生の名前と科目を覚えられるかな？ 授業と教室のようすのリストから、印象的なイメージを1分でつくろう。次のエクササイズを先にやってから、先生の名前と科目を書き込もう。

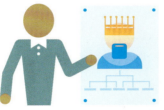
プラウド先生（歴史）

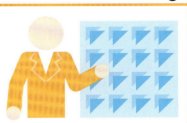
ダンジェロ先生（アート）

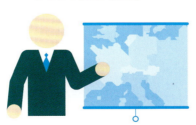
エドワーズ先生（地理学）

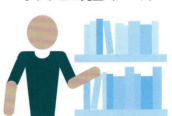
ファーンボロ先生（文学）

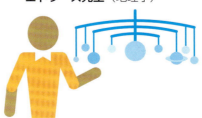
ファン先生（物理学）

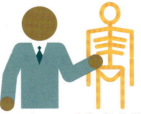
レターマン先生（生物学）

1 _____
2 _____
3 _____
4 _____
5 _____
6 _____

正解できた先生
一人につき1点
得　点 _____

2章　あっという間の関係構築

この章で使ったヒントの一部を組み合わせると3段階記憶強化術になる。名前と顔の特徴からそれぞれできる関連づけをリンクさせて、絶対忘れそうにないイメージにする。リンダ・スコットは、苗字を犬のスコッティ、髪型を蜂の巣とリンクさせて「犬のスコッティがミツバチを追いかける」イメージで忘れにくくする。デビッド・フーパーはどうする？

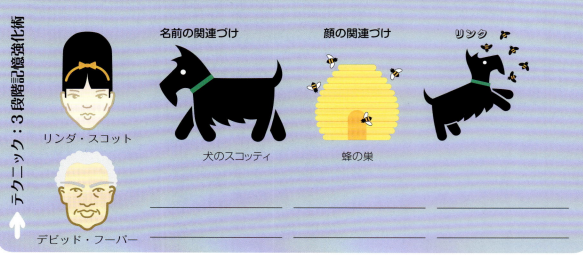

15　忘れがたい顔ぶれ

3段階記憶強化術を使って、四人の顔と名前を覚えよう。各人の名前の関連づけと顔の関連づけを考え、二つを結びつけて印象的なイメージにしよう。鳥の名前を12種類言ってから、そらで全員の名前を書き出そう。

	名前の関連づけ	顔の関連づけ	リンク
チャベス	1 _____	_____	_____
	_____	_____	_____
アミーナ	2 _____	_____	_____
	_____	_____	_____
フィオン	3 _____	_____	_____
	_____	_____	_____
フォーセット	4 _____	_____	_____
	_____	_____	_____

覚えていた名前一つにつき1点　　得点 _____

16 要人にご用心

あなたは中国通商交易団の歓迎役に抜擢された。上司がふいに現れ、順番に全員を紹介してほしいという。あなたは一度しかゲストの名前を聞いていないので、今すぐ名前を覚えなければならない。機嫌を損ねてはたいへんだ！ 3段階記憶強化術で顔と名前のリストを1回だけ見て視覚化することで、果たしてあなたはこの究極の試練にパスできるか？ リストもリンクも隠して新聞名を七つ言ってから、ゲストの名前を書き出そう。

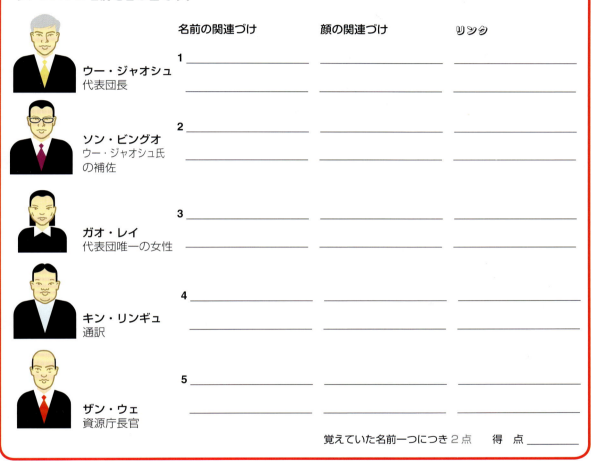

	名前の関連づけ	顔の関連づけ	リンク
ウー・ジャオシュ 代表団長	1		
ソン・ビングオ ウー・ジャオシュ氏の補佐	2		
ガオ・レイ 代表団唯一の女性	3		
キン・リンギュ 通訳	4		
ザン・ウェ 資源庁長官	5		

覚えていた名前一つにつき2点　　得　点 _____

あなたの成績　/75

 60〜75 金メダル
あなたの名前と顔を覚える才能は素晴らしい。あなたはおそらく記憶力全般に恵まれているのだろう。3段階記憶強化術のようなテクニックを実践して能力を磨こう。

 30〜59 銀メダル
あなたは名前と顔の記憶力をもっと伸ばせる。p.178のチャレンジにトライして名前と顔の関連づけを続けよう。

 0〜29 銅メダル
あなたは顔と名前をなかなか覚えられなくて、不自由でばつが悪いと感じているのでは？ p.178のチャレンジにトライしたあと、テクニックに気をつけて、もう一度この章のエクササイズをやろう。

 チャレンジは p.178

3章 骨太の日常改革
よくある「あれっ？」

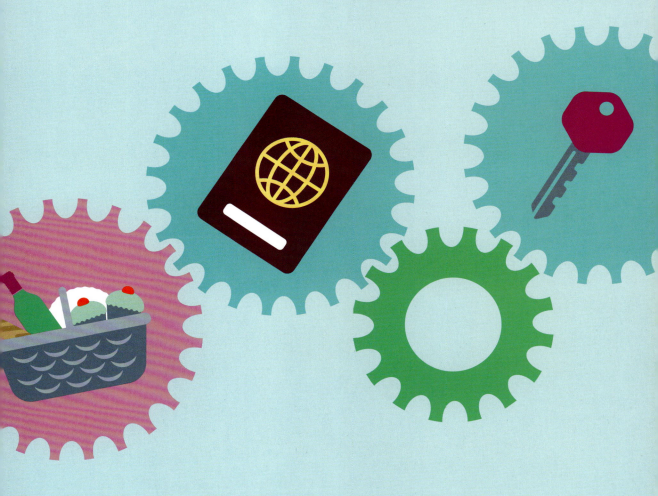

3章　骨太の日常改革

骨太の日常改革

今の世の中、覚えていてあたりまえの作業やデータが山ほどある。こういうものを覚えるのはたいへんだ。あたりまえのことをマスターするには短期記憶と長期記憶のスペシャルブレンド強化術が必要だ。

問　診　票

簡単なクイズであなたの基礎能力を評価してみよう。

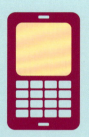

1 職場に着いてから携帯電話を忘れたことに気づくことがある？

ほとんどない／ときどきある／よくある
「ほとんどない」に2点、
「ときどきある」に1点

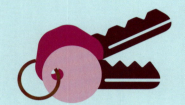

2 外出前に鍵を探し回ることがある？

ほとんどない／ときどきある／よくある
「ほとんどない」に2点、
「ときどきある」に1点

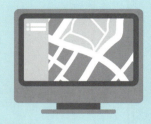

3 オンラインマップを使って散歩ルートを決めた。地図を印刷しなくても道順を思い出せる？

たぶんできる／できない
「たぶんできる」に1点

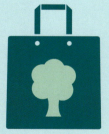

4 買い物から戻ってから肝腎なものを買い忘れたことに気づくことがときどきある？

ほとんどない／ときどきある／よくある
「ほとんどない」に2点、
「ときどきある」に1点

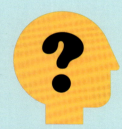

5 国際郵便の投函期限が発表された。忘れずに期限までにカードを投函できる？

はい／いいえ
「はい」に1点

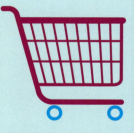

6 スーパーに買い物リストを持って行くのを忘れることがときどきある？

ほとんどない／ときどきある／よくある
「ほとんどない」に2点、
「ときどきある」に1点

何点とれたかな？
0〜3：あなたは日常課題の記憶力不足だ。幸いにもこの章があなたの助けになる。テクニックを実践し、エクササイズに取り組もう。

4〜7：あなたの日常課題の記憶力は平均レベルだ。この章のエクササイズで記憶力を高めよう。

8〜10：あなたは優れた日常課題の記憶力の持ち主だ。この章は卓越した能力の維持を助けるはずだ。

間取り図式記憶術

1 買い物テスト

リストなしで買い物の中身をどのくらい思い出せるかな？ 右の品物を30秒眺め、花の名前を八つ言ってから、そらで全部を書き出そう。

1 _____   5 _____
2 _____   6 _____
3 _____   7 _____
4 _____   9 _____

8/8：1点　　得　点 _____

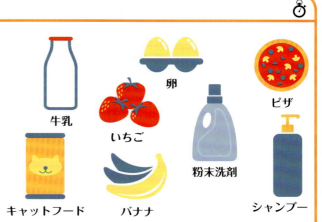

牛乳　卵　いちご　粉末洗剤　ピザ　キャットフード　バナナ　シャンプー

間取り図式記憶術は、覚えるものとパーツ図の部屋に結びつけて印象に残るイメージをつくって記憶を助ける。スパゲティ、ラムチョップ、トイレットペーパー、石鹸、マグロ、ワインという買い物リストと部屋を関連づけた家がある。この家を2分見て隠し、5分後にリストを再現してみよう。

テクニック：間取り図式記憶術

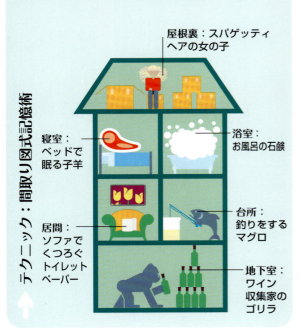

屋根裏：スパゲッティヘアの女の子
寝室：ベッドで眠る子羊
浴室：お風呂の石鹸
居間：ソファでくつろぐトイレットペーパー
台所：釣りをするマグロ
地下室：ワイン収集家のゴリラ

2 DIYでマイホーム

このイラストで間取り図式記憶術を練習しよう。部屋ごとに印象に残るシナリオをつくろう。終わったら全部隠して2分待ってからリストを再現しよう。

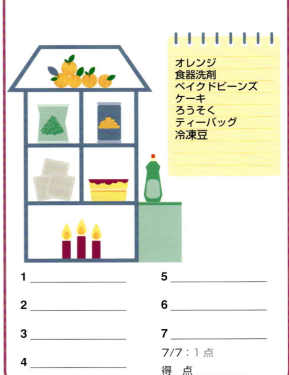

オレンジ
食器洗剤
ベイクドビーンズ
ケーキ
ろうそく
ティーバッグ
冷凍豆

1 _____   5 _____
2 _____   6 _____
3 _____   7 _____
4 _____

7/7：1点
得　点 _____

3章　骨太の日常改革

数珠つなぎ式記憶術も、強烈なイメージを使って忘れにくい関連づけをする方法だ。奇妙でインパクトのある結びつけ方で、覚えたいものをひとつにまとめる。ここにある三つの買い物ならこんな具合にする。

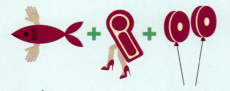

魚、ベーコン、ベーグル：これらを買い物リストにして覚えなければならない。

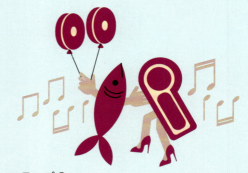

テクニック：数珠つなぎ式記憶術

ステップ1
それぞれ強烈なイメージをつくる：手の生えた魚、躍るベーコン、風船になったベーグル。

ステップ2
三つのイメージをまとめて、強烈な印象を残すイメージにする：ベーグル風船を手にした魚がベーコンと踊っている。

3　なかよくつないで

数珠つなぎ式記憶術をもう少し練習しよう。買いたいものは、レモン、チョコレート、ミルク、パン、ニンジンで、イメージもできている。五つを一つにまとめる強烈なシナリオをつくれるかな？　シナリオができたら全部隠し、アフリカの国名を八つ言ってから、シナリオを思い返してリストの中身を思い出し、買い物メモにしてみよう。

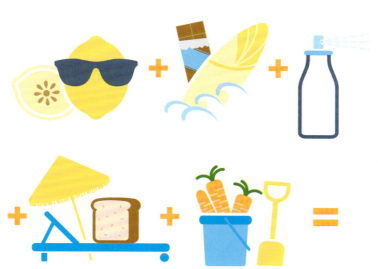

5/5：1点　　得点 ＿＿＿＿＿＿

4 つないで暮らそ！

数珠つなぎ式記憶術はたくさんの家事や予定を覚えるのにも使える。
イラストの家事をつなぐ絵を描こう。
描けたら全部隠し、5分後につながりを思い出せるかどうか試してみよう。

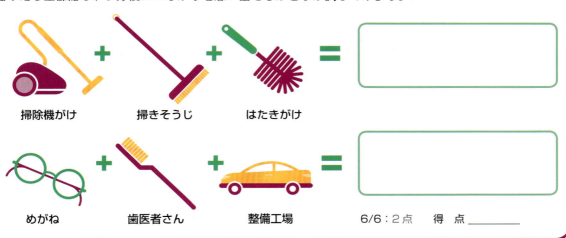

6/6：2点　　得　点 ＿＿＿＿＿

5 頭字語で遊ぼ！

頭字語は各単語の最初の文字をとってつくる言葉だ。WHOはWorld Health Organization（世界保健機関）の頭字語だ。覚えるものの名前の最初の文字から印象的な頭字語ができることがある。買い物リストの頭字語がTYGRRなら虎（tiger）をイメージできる。ピクニック携行品の最初の文字で、忘れにくい頭字語をつくってみよう。

plates（プレート）、apples（りんご）、basket（バスケット）、utensils（食器）、bread（パン）、cupcakes（カップケーキ）、wine（ワイン）、ice pack（保冷剤）

テクニック：頭字語式記憶術

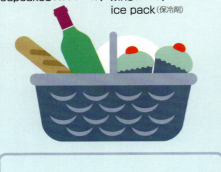

DIY用品リストの頭字語で練習だ。インパクトのあるイメージを脳裏に刻みつけたらリストを隠し、野菜を八つ書いてからリストを再現してみよう。

hammer（ハンマー）、
underlay（下張り材）、
nails（釘）、
glue（接着剤）、
oil（オイル）、
file（ファイル）、
tape measure（巻尺）、
paint（塗料）

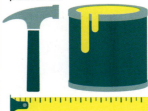

8/8：2点
7/8：1点
得　点 ＿＿＿＿＿

3章　骨太の日常改革

テクニック：折句式記憶術

折句とは、リストの単語や単語群の最初の文字で始まる別の単語でつくる覚えやすい文句や詩や文のことだ。これを使うと、覚えたい単語をセットで覚えられる。たとえば、報告・連絡・相談は「ほうれんそう」。
では、ケーキの材料を覚える折句をつくってみよう。

小麦粉、砂糖、牛乳、バター、卵、レモン、ナツメグ

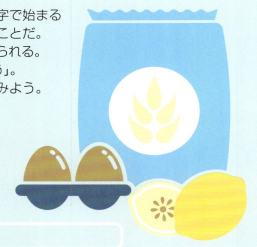

6　折句でお泊まり、おりこうさん

子どもたちがお泊まりにいく。お泊まりグッズを折句にして、忘れ物がないようにしよう。海の生き物を八つ言ってから、折句で宿泊グッズを思い出せるかな？

1 _____
2 _____
3 _____
4 _____
5 _____
6 _____
7 _____

7/7：2点
6/7：1点
得　点 _____

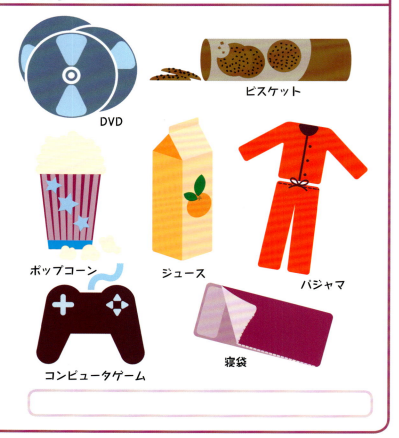

7 買い忘れのないクリスマス

親戚からプレゼントリストを渡された。絶対に買い忘れしない折句をそれぞれの最初の文字からつくろう。折句ができたらリストを隠し、5分後にリストを再現しよう。

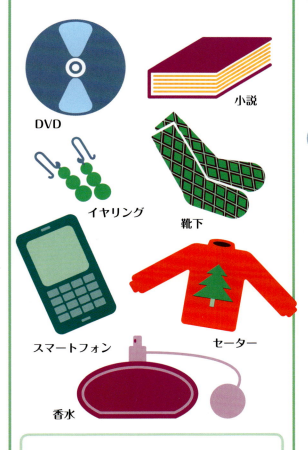

1 _____ 5 _____
2 _____ 6 _____
3 _____ 7 _____
4 _____

7/7：2点 6/7：1点
得点 _____

8 ど忘れのない予定表

来週は忙しい。仕事の最初の文字で覚えやすい折句をつくろう。できたらリストを隠し、漫画のキャラクターを八つ言ってから、リストを再現しよう。

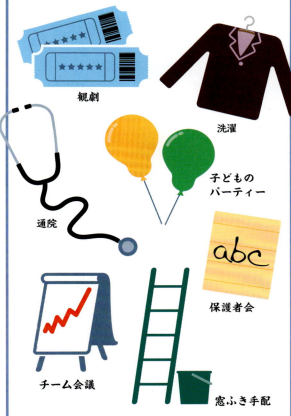

1 _____ 5 _____
2 _____ 6 _____
3 _____ 7 _____
4 _____

7/7：2点 6/7：1点
得点 _____

折句式記憶術

3章　骨太の日常改革

ペグ記憶術は、頭の中に忘れにくい「固定具」となるイメージをつくる記憶増強術だ。買い物リストや家事リストのものとペグを結びつけるイメージをつくる。ペグのことはよくわかっているから、そのイメージに結びつけたものは楽に思い出せるというわけである。ペグのイメージをつくって覚えてしまえば既成の汎用ツールキットになり、どんなリストのものでも関連づけてインパクトのあるイメージをつくれる。いろいろなタイプのペグがあるが、ここではアルファベットペグを紹介しよう。最初の3文字のペグはできている。説明を読んで、忘れにくい自分用のペグを26文字分つくろう。

テクニック：アルファベットペグ記憶術

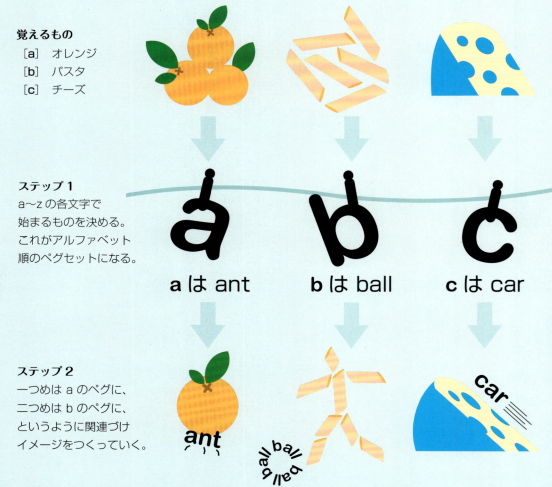

覚えるもの
[a] オレンジ
[b] パスタ
[c] チーズ

ステップ 1
a〜z の各文字で始まるものを決める。これがアルファベット順のペグセットになる。

a は ant　　b は ball　　c は car

ステップ 2
一つめは a のペグに、二つめは b のペグに、というように関連づけイメージをつくっていく。

ステップ 3
覚えるものがたくさんあったら、アルファベットペグを使って、それぞれ印象的なイメージをつくる。肝腎なのは自分のペグを覚えてしまうこと。そうすればイメージを簡単に思い出せるはずだ。

9　アルファベットペグの練習

自分のアルファベットペグを使って旅の携行品を覚えよう。d のペグが「dog」で、覚えるものがパスポートなら、犬のパスポート写真をイメージできる。ここにあるリストにペグ記憶術を使おう。最後までできたらリストを隠し、5分後に携行品を順に思い出してみよう。

[a] お金
[b] 切符
[c] ガイドブック
[d] パスポート
[e] サングラス
[f] 日焼け止めクリーム
[g] ビーチサンダル
[h] 歯ブラシ
[i] カメラ
[j] 会話表現集

1 ＿＿＿＿＿
2 ＿＿＿＿＿
3 ＿＿＿＿＿
4 ＿＿＿＿＿
5 ＿＿＿＿＿
6 ＿＿＿＿＿
7 ＿＿＿＿＿
8 ＿＿＿＿＿
9 ＿＿＿＿＿
10 ＿＿＿＿＿

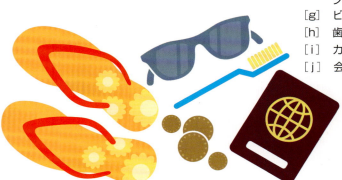

10/10：2点　8〜9：1点　　得点 ＿＿＿＿

10　もすこし練習

自分のアルファベットペグで練習を続けよう。シドニーの観光名所リストを覚える。c のペグが「car」なら、水槽（シドニー水族館）の魚が車を運転しているイメージはどうだろう。最後までできたらリストを隠し、オーストラリアの都市を五つ言ってから、順番に名所を思い出してみよう。

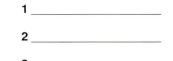

[a] シドニーオペラハウス
[b] 王立植物園
[c] シドニー水族館
[d] 現代美術館
[e] シドニーハーバーブリッジ
[f] ロックス地区
[g] タロンガ動物園
[h] サーキュラーキー地区
[i] ベイツマンズベイ
[j] ジェノラン洞窟

1 ＿＿＿＿＿
2 ＿＿＿＿＿
3 ＿＿＿＿＿
4 ＿＿＿＿＿
5 ＿＿＿＿＿
6 ＿＿＿＿＿
7 ＿＿＿＿＿
8 ＿＿＿＿＿
9 ＿＿＿＿＿
10 ＿＿＿＿＿

10/10：2点　8〜9：1点　　得点 ＿＿＿＿

3章　骨太の日常改革

家事や仕事のリストを覚えるペグとして、数字と韻を利用する方法もある。文字ではなく数字をペグにして、その数字と韻を踏んでいるもののイメージをくっつける。そうしておけば、数字ペグに覚えるものを結びつけることができる。

覚えるもの
[1]　オレンジ
[2]　パスタ
[3]　チーズ

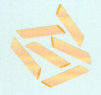

ステップ 1
数字と韻を含んでいるものを考える。
たとえば
1（one）は sun、
2（two）は shoe、
3（three）は sea など。

ステップ 2
数字ペグとものを結びつける。一つめのオレンジには、数字 1 のペグ sun を使って「オレンジの太陽」という覚えやすいイメージにする。他のものも同じようにする。

ステップ 3
リストを覚えるときは、自分の数え歌ペグとイメージを覚えて、ものの想起を助ける。

テクニック：数え歌記憶術

11　数え歌記憶術の練習

家事リストで数え歌記憶術を練習しよう。自分のペグに家事を割り当てて忘れにくくしよう。たとえばペグ 8（eight）では、きれいなバスタブに山積みの皿（plate）をイメージする。最後までできたら全部隠し、5 分後に順番に家事を思い出してみよう。

[1]　台所の床のモップがけ
[2]　ごみ出し
[3]　冷蔵庫のそうじ
[4]　再生ごみを捨てる
[5]　塩入れに塩を補充
[6]　芝生を刈る
[7]　シーツの取り替え
[8]　風呂そうじ

1 ＿＿＿＿＿＿
2 ＿＿＿＿＿＿
3 ＿＿＿＿＿＿
4 ＿＿＿＿＿＿
5 ＿＿＿＿＿＿
6 ＿＿＿＿＿＿
7 ＿＿＿＿＿＿
8 ＿＿＿＿＿＿

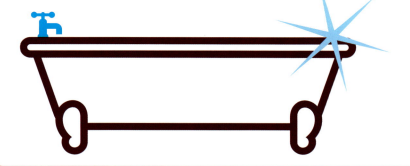

8/8：2 点　7/8：1 点
得　点 ＿＿＿＿＿＿

12　リストは仕分けて

1章のチャンキングは、関連するものを分類するのに便利だ。今度はペアではなく、三つ以上のものを含むグループにしよう。
学校用品をスポーツバッグ、弁当箱、スクールバッグという入れ物別に仕分けよう。できたら全部隠し、昆虫を8種類言ってから、入れ物別に思い出してリストを再現しよう。

トレーナー
靴下
ラケット
スウェットバンド
リンゴ
ジュース
サンドイッチ
ブドウ
宿題
教科書
筆箱
電卓

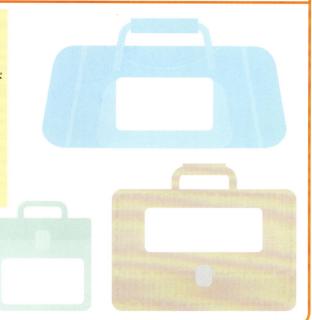

12/12：2点　10〜11：1点
得　点 ＿＿＿＿＿＿＿

13　スーパー総ざらえ

買い物リストは果物、野菜、冷凍食品、飲料などの売り場別に分けることもできる。リストの仕分けが終わったら全部隠し、犬種を八つ言ってから、売り場の通路を思い浮かべてリストを再現してみよう。

レモネード
オーブン料理用チップ
ブドウ
ペットボトルの水
ジャガイモ
アイスクリーム
西洋ネギ
ウイスキー
かちわり氷
ラガービール
スイカ
冷凍エビ

12/12：2点　10〜11：1点　　得　点 ＿＿＿＿＿＿＿

14 ムーンストリート

覚えにくい道順も、通りの名前を使って覚えやすいイメージに変換できることがある。
ここにある道順を覚え、5分後にそらで思い出してみよう。

ナイチンゲールアベニュー
で左折

ムーンストリートを直進

フローラルレーンで右折

ファームフィールズ
で再び右折

フレンチマンズロウ
を直進

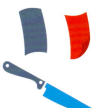

ザ・カットで左折

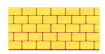

ウォールストリート
で右折

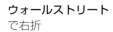

1 _____
2 _____
3 _____
4 _____
5 _____
6 _____
7 _____

7/7：1点
得点 _____

15 羅針図

道順のイメージに右折左折の記憶を助けるコンパスを付け足そう。たとえば「西」をカウボーイといった適切なイメージにして左折の記憶を増強するコンパス系にする。東は右折になり、北は直進、南は引き返すということだ。各方向のイメージを考えよう。

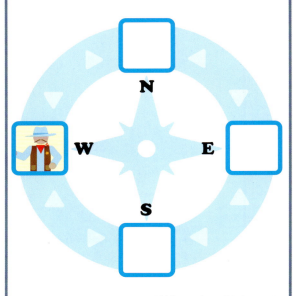

できたコンパスと下の道順にある地名のイメージを組み合わせてみよう。全部終わったら道順を隠し、自分の名前を逆順に書いてから、自作のイメージで道順を正しく思い出せるかどうか確かめよう。

1 タワーストリートで左折
2 ハングマンズヒルとの合流点を直進
3 クラウドマンズロードで右折
4 ウィーズリーガーデンで左折
5 セントポールズスクエアで直進

1 _____
2 _____
3 _____
4 _____
5 _____

5/5：1点
得点 _____

道順記憶術

16　右折・左折

曲がる回数が多いと道順は覚えにくくなる。左右のペアを語呂合せに変えてみよう。右左はウサギ、右右はウーウーというように、下の道順を語呂合せで覚えよう。全部できたら道順を隠し、ファッションのアイテムを八つ言ってから、地図で「スタート」から道をたどってみよう。

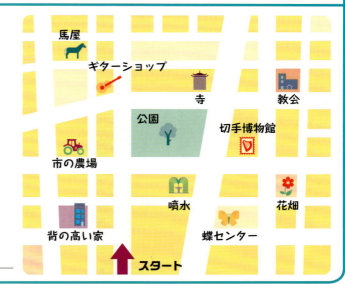

右・左；左・右；右・左；右・右
どこに着いた？ _____

解答は p.180

きちんと目的地に着いたら1点　　得　点 _____

17　中間地点

チャンキングは長い道順を覚えやすくする優れ技だ。一般的なのは中間地点で区切るやりかたで、ベリーロードからガーフィールドプレイスへの道順を逐一覚える代わりに、ベリーロードからCストリート、Cストリートからジェファーソン広場、というように覚えていく。道順を区切って覚えたら、道順を隠して地図でたどってみよう。

1　ベリーロードで東へ
2　四つ目の角ブリックレーンで右折
3　Cストリートの最初の角を右折
4　交差点を渡る
5　ダイワンアベニューで左折
6　二つ目の角を右折し、ジェファーソンスクエア方向へ
7　スクエアを横切り、シャルマハイツの方に進む
8　三つ目の角を右折し、ガーフィールドプレイス方向へ

いくつ覚えていた？　8/8：2点　7/8：1点　　得　点 _____

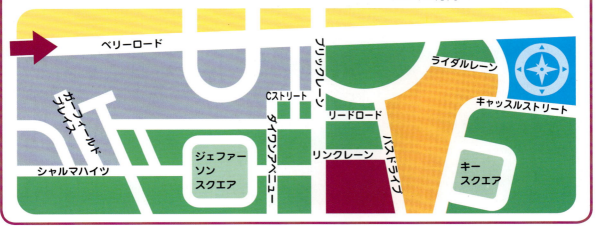

3章　骨太の日常改革

18　鍵はどこ？

鍵を見つけられないどころか、どこに置いたか、しょっちゅう忘れてしまうという人は結構いる。簡単なクイズで鍵の記憶力をテストしよう。あなたの鍵は今どこにある？

1. _____
2. _____
3. _____
4. _____

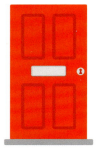
1. 玄関の鍵

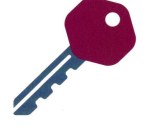
2. 車の鍵

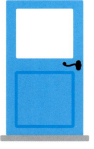
3. 庭の扉の鍵

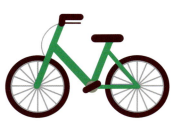
4. 自転車の鍵

19　王国の鍵でハウスへ！

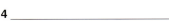

鍵と保管場所の強烈な関連づけで記憶力を強化しよう。ちょっと変わった絵で四か所を覚えやすくする。30秒でイメージを覚えよう。それから絵を隠し、川の名を八つ言ってから、四つの鍵置き場を思い出してみよう。

1. _____
2. _____
3. _____
4. _____

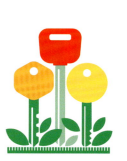
1. 花瓶の中

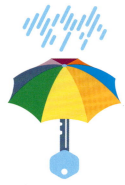
2. 傘立ての横のフック

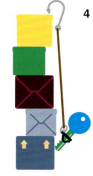
3. 空き箱と一緒に衣裳ダンスの上

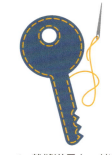
4. 裁縫道具と一緒に引き出しの中

4/4：1点　　得　点 _____

鍵の記憶術

20　記憶のカギは創造力

鍵置き場の視覚化をあなた自身でやろう。それぞれの場所につける印象的なイメージを文章や絵にしよう。全部できたら絵を隠し、この章の合計点を出してから思い出してみよう。

1 _____
2 _____
3 _____
4 _____

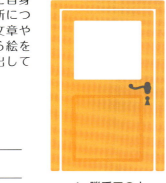
1. 勝手口の上

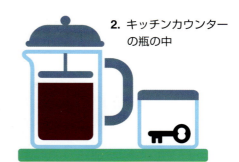
2. キッチンカウンターの瓶の中

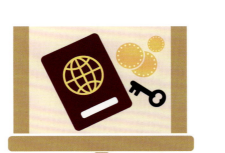
3. パスポートや外貨を保管している机の引き出し

4. 玄関のブーツや靴の横にあるフック

4/4：1点　得点 _____

> ヒント
> 鍵に家をつくってやろう。いつも同じ場所に鍵を置いておけば、端から探す必要もない！ 廊下のフックなど、そこに来たら必ず鍵をかけられる良い場所を選ぼう。鍵をかけるのを忘れたときは、思い出した時点ですぐに鍵をかけにいこう。そうすればすぐに習慣になって、鍵をなくすこともなくなるだろう。

あなたの成績　/40

 30〜40 金メダル
素晴らしい！ あなたは日常の生活課題を快調にこなせる記憶力の持ち主だ。引き続きイメージ化と関連づけのスキルを鍛えて記憶力の高さを維持しよう。

 10〜29 銀メダル
あなたは日常の課題については平均的な記憶力の持ち主だ。p.178 のチャレンジをやってから、この章のいろいろなヒントを実践しよう。

 0〜9 銅メダル
あなたの記憶力は芳しくなく日常課題の実行力を妨げている。チャレンジをやってから、この章のパズルをもう一度やろう。
 チャレンジは p.178

4章
車はどこだっけ？
中期記憶

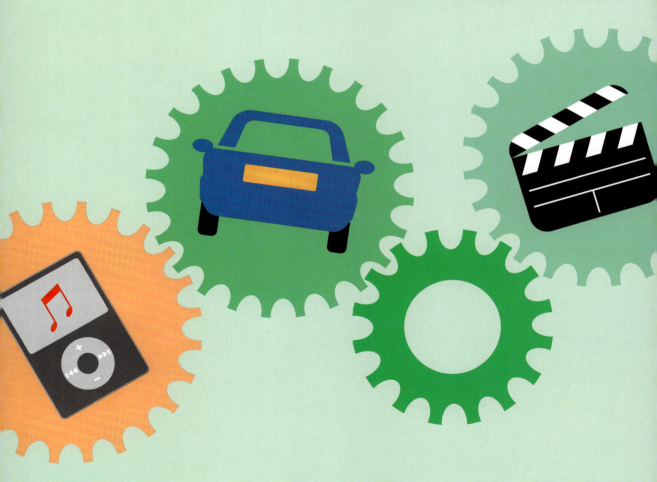

4章 車はどこだっけ？

車はどこだっけ？

短期記憶と長期記憶の中間に、情報がまだ完全に符号化されずに置かれている段階がある。これが中期記憶だ。1分から1週間まで覚えているものが中期記憶である。

問　診　票
簡単なクイズであなたの中期記憶力を評価してみよう。

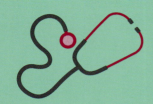

1 月曜にあなたは金曜の診療予約を入れ、めったに見ない手帳にメモした。予定どおり医者に行く？

ほぼ確実に行く／おそらく行かない
「ほぼ確実に行く」に1点

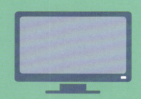

2 好きなテレビ番組の新シリーズが数日中に始まるようだ。録画予約はしない。あなたは忘れずに番組を見る？

たぶん見る／見ない
「たぶん見る」に1点

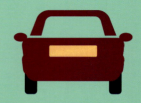

3 立体駐車場に車を停めた。数時間後、あなたは車を探すのに苦労する？

ほとんど苦労しない／たまに苦労する
「ほとんど苦労しない」に1点

4 来週から時刻表が変わると駅に書いてあった。月曜日、家を出る時間を新しい時刻表に合わせられる？　今までどおり出てしまう？

新時刻表／旧時刻表
「新時刻表」に1点

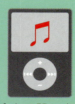

5 ラジオで聞いた歌が気に入って、後でダウンロードすることにした。次にその歌を聞いて、ダウンロードし忘れたことに気づく可能性は？

ほとんどない／可能性がある
「ほとんどない」に1点

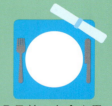

6 5日前の夕食を思い出せる？

はい／いいえ
「はい」に1点

何点とれたかな？
0～2：中期記憶力が芳しくないと、いろいろなことを翌日には忘れてしまっている可能性が高い。この章にはあなたを助けるヒントがたくさんある。
3～4：あなたは平均的な中期記憶力をお持ちだ。能力を磨くと恩恵がもたらされる。テクニックを意識しながらこの章のエクササイズをやり、どのくらい身につくか確かめよう。
5～6：あなたは優れた中期記憶の持ち主なので、予定をすっぽかしたり手配を忘れたり車を見失ったりすることはなさそうだ。エクササイズで能力を磨き、新しい方法を実践して中期記憶力を維持しよう。

中期記憶力を鍛える

1 通話履歴

最近携帯電話をかけてきた相手を、デバイスのメモリに頼らずに思い出して確認すると、中期記憶力をうまく伸ばせる。最近の発信元を五人言ってみよう。

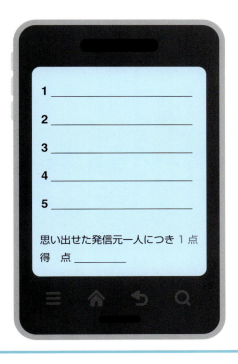

1 _____
2 _____
3 _____
4 _____
5 _____

思い出せた発信元一人につき1点
得 点 _____

2 夕食のメニュー

夕食の献立を思い出すのも恰好のテストになる。最近の献立日記を書ける？

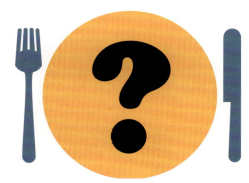

あなたの夕食の献立は...

昨日 _____ 1点

2日前 _____ 1点

3日前 _____ 1点

4日前 _____ 1点

5日前 _____ 2点

得 点 _____

3 CMバスターズ

テレビのCMを思い出して中期記憶力を鍛えよう。テレビで見た最初のCMを五つメモしておいて、翌日、全部いっぺんに思い出してみよう。

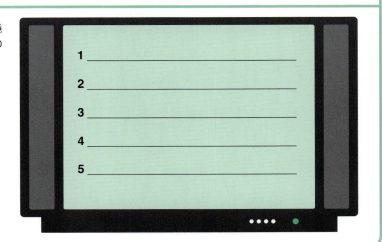

思い出せたCM一つにつき1点
得 点 _____

4章　車はどこだっけ？

ジャーニー法はリストを覚えやすくするペグ記憶術だ。現実/架空の旅で立ち寄る先がペグである。旅と目的地を決めておいて、目的地と覚えるものを結びつけたイメージをつくる。下の例ではまず、グリフォンに守られたホルンの門を通る。これが一つめのもののペグである。この方法は練習が肝腎なので、手始めに架空の六か所のペグを覚え、5分後に思い出してみよう。

テクニック：ジャーニー法

1 グリフォンに守られたホルンの門

2 恐怖のゴブリン森

3 芥子が咲き乱れる眠りの草原

4 吊り橋のかかった底なしの亀裂

5 カスタードクリームの堀に囲まれた青銅の要塞

6 赤い魚が群れる氷の滝

4　ジャーニー法の練習

あなた自身の旅か左の例の旅を使って、ジャーニー法で用事を六つ覚えよう。奇抜なイメージで用事と目的地を結びつけてみた。最初の「おばあちゃんのお迎え」は、グリフォンに連れ去られるおばあちゃんだ。ひとつひとつイメージを理解して覚えたら絵を隠し、果物を八つ言ってから、用事を思い出してみよう。

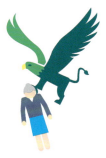
1 おばあちゃんのお迎え

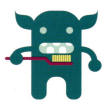
2 歯科医に電話

3 プレゼントを買う

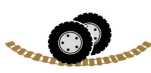
4 タイヤの点検

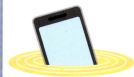
5 バーバラに電話

6 観葉植物の水やり

1 _____　　4 _____

2 _____　　5 _____

3 _____　　6 _____

6/6：1点

得　点 _____

5 駐車場パニック

ジャーニー法で車を停めた場所を覚えよう。イメージをつくれたら駐車場所を隠し、5分後に位置を言おう。

駐車位置：緑階、**E-13**

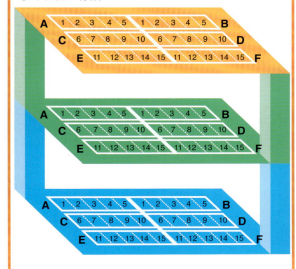

正解したら1点　得点 _____

6 通勤ルート

新しい仕事に就いたばかりのあなたは、新しい通勤ルートを覚えなければならない。ジャーニー法でルート沿いの目印を覚えよう。リストを隠して鳥を8種類言ってから、ルートを思い出してみよう。

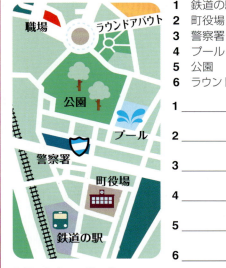

1 鉄道の駅
2 町役場
3 警察署
4 プール
5 公園
6 ラウンドアバウト

1 _____
2 _____
3 _____
4 _____
5 _____
6 _____

6/6：1点　得点 _____

7 フロアマップ

大学など、数階建ての建物の部屋もジャーニー法のペグになる。履修課程の教科書購入リストを覚えたい学生になって、部屋と書名を結びつけ、記憶に残るイメージをつくろう。
リストを隠してディズニー映画の題名を八つ言ってから、書名を全部思い出してみよう。

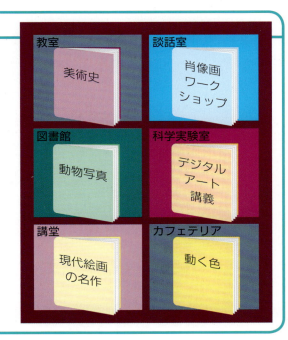

1 _____　4 _____
2 _____　5 _____
3 _____　6 _____

6/6：1点
得点 _____

4章　車はどこだっけ？

テクニック：曜日ペグ記憶術

曜日も良いペグになる。月、火などの曜日をペグにして、印象的なイメージをつける。綴り、見た目、発音など、曜日そのものにちなんだイメージでいい。月曜は月、火曜は「火」から料理、水曜は「水」から海、木曜は「木」から森、金曜日は「お金」から銀行、土曜日は「土」から農業、日曜は太陽などだ。全部できたら、来週の特定の曜日にあるイベントを覚えるヒントにしてみよう。すっぽかせない予定と曜日をつなぐイメージを考える。水曜日のテニスの試合は海のそばのテニスコートなど。あなた自身のペグか上述のペグを覚えて、ここにある予定を覚えよう。

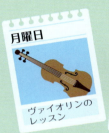
月曜日　ヴァイオリンのレッスン

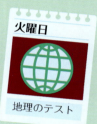
火曜日　地理のテスト

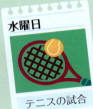
水曜日　テニスの試合

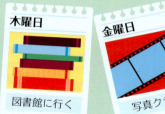
木曜日　図書館に行く

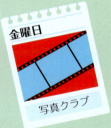
金曜日　写真クラブ

8　時間割

新学年が始まる。講義は午前9時からだ。
何曜日に何の講義があるか覚えよう。
曜日ペグ記憶術でイメージをつくり、
山の名を八つ言ってから自己評価しよう。

月：史学
火：スペイン語
水：化学
木：生物学
金：経済学

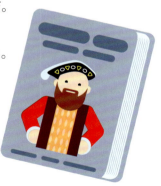

時間割

月 _____
火 _____
水 _____
木 _____
金 _____

5/5：1点　得　点 _____

ヒント

よく知っている通りや帰宅ルートを心の眼でたどると、中期記憶を長期記憶にする良い練習になる。ルート上のおもな目印を全部覚えてイメージにし、所要時間を推定しよう。通り、店、天然物に名前をつけ、色・質感・音・匂いを使ってできるだけ詳しく視覚化しよう。

9　曜日ペグの練習

日曜の夕方、翌週の予定を覚えようと思う。
曜日ペグを使って、予定を覚えるイメージをつくろう。
月曜の朝、その週の予定を思い出せるかな？

月：建築家と会議
火：カーペットの選定
水：サッカーの試合

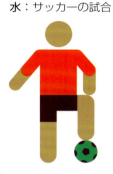
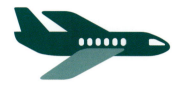

木：上司を空港で出迎え
金：レポートの締切り

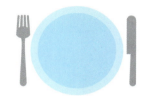

土：観劇
日：家族ランチ

月 _____
火 _____
水 _____
木 _____
金 _____
土 _____
日 _____

7/7：2点　6/7：1点　　得　点 _____

10　面接ウィーク

約束そのものの印象的なところを曜日ペグと関連づけて、はっとするようなイメージをつくることもできる。
今週、5回面接がある。面接先の名前をよく見てペグに結びつけよう。
できたら絵を隠し、5分後に何曜日にどこの誰と会うのか思い出してみよう。

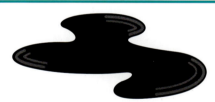

月曜：ブラックラグーン社
　　　のブレンダ

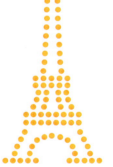

火曜：タワーライツ
　　　のダレン

月 _____
火 _____
水 _____
木 _____
金 _____

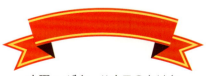

水曜：バナーハウスのタリク

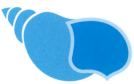

木曜：シェルプレイス
　　　のフィリップ

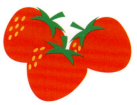

金曜：ベリー＆サンズ
　　　のエリー

5/5：2点　4/5：1点　　得　点 _____

4章　車はどこだっけ？

時間を覚えるにも、一般的な記憶ペグとしても、時計の文字盤は便利だ。時刻を表す数字をペグにして、文字盤の12時を北、4時を正方形に結びつけるなど、それぞれの数字か文字盤の位置に関係する印象的なイメージをくっつける。そのあと、すっぽかせない12時の診察予約は北を指すコンパスの針を思い浮かべるというように、約束の時間のペグと約束の内容をつなぐイメージをつくる。この例のペグのイメージを覚えられるかどうか試してから、自分版ペグも考えよう。全部できたら絵を隠し、アメリカの州名を八つ言ってから、クロックペグの記憶力を自己評価しよう。

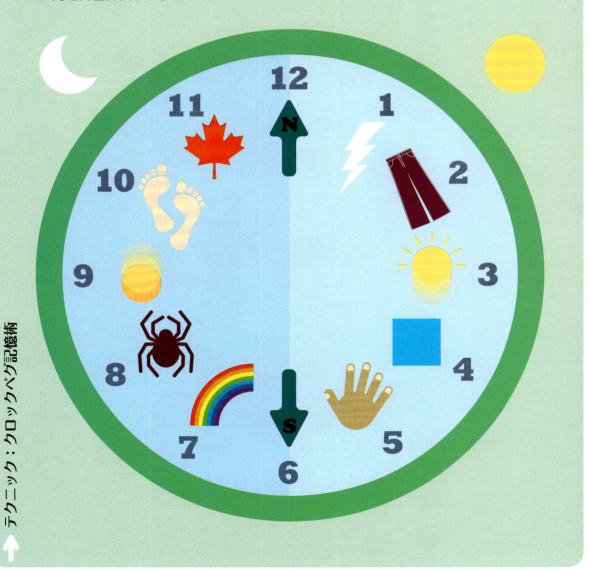

テクニック：クロックペグ記憶術

11　業務日誌

クロックペグ記憶術で予定を七つ覚えよう。
予定を2分で覚えてから隠し、恐竜を5種類考えてから
日誌をつけてみよう。

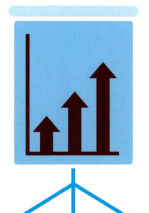

午前9時　　：マーケティング会議

午前10時　：売り込み

午前11時　：四半期業績報告期限

午前12時　：テレビ取材

午後2時　　：提携先と会議

午後3時　　：受付候補者面接

午後4時　　：チームで休憩

午前9時 _____

午前10時 _____

午前11時 _____

午前12時 _____

午後2時 _____

午後3時 _____

午後4時 _____

7/7：2点
6/7：1点
得　点 _____

12　ただいま上映中

映画鑑賞の夜を計画している。地元の映画館の上映時間にさっと目を通し、上映時間と場所と映画を2分以内に覚えよう。そのあと上映表を隠し、コメディ映画を五つ考えてから、リストを再現してみよう。

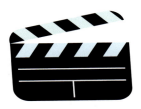

午後5時　　：TOHO シネマズ「赤い薔薇」
午後7時　　：シネマ・ワン「エイリアン対サンタ」
午後8時　　：新宿武蔵野館「大空の支配者たち」
午後11時　：岩波ホール「料理人が多すぎる」

正解した上映時間一つにつき1点
得　点 _____

13　もう服薬を忘れない

薬が増えると飲み方がややこしくなることがある。クロックペグ記憶術で飲み忘れをなくそう。服薬スケジュールを1分で覚えて隠し、好きな映画を五つ書いてから、服薬時間の記憶力を自己評価しよう。

青の錠剤：
午前11時と午後4時 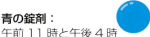 _____

赤の丸薬：
午後2時 _____

点眼薬：
午前8時、12時、
午後4時 _____

緑のカプセル：
午前9時と午後6時 _____

正しく思い出せた薬一つにつき1点
得　点 _____

4章　車はどこだっけ？

14　次回をお見逃しなく！

クロックペグと曜日ペグを合体させれば、大好きなテレビ番組を見逃すことがなくなる。毎週月曜午後7時からの時代劇を見逃したくないのなら、月曜のペグ「月」に、たとえば午後7時のクロックペグ「夕日」が載っているイメージにする。下の番組表を見て2分で曜日と時間の合体イメージをつくろう。終わったら番組表を隠して緑の野菜を五つ言ってから、番組表を再現しよう。

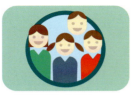
月曜午後8時：
ファミリーサークル

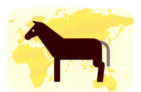
火曜午後7時：
馬の世界

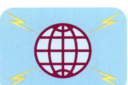
水曜前8時：
グローバルニュース

1 ＿＿＿＿＿＿＿
2 ＿＿＿＿＿＿＿
3 ＿＿＿＿＿＿＿
4 ＿＿＿＿＿＿＿
5 ＿＿＿＿＿＿＿
6 ＿＿＿＿＿＿＿

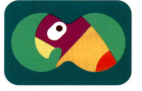
木曜午後9時：
バードウォッチ アメリカ

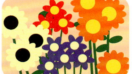
土曜午前10時：
ザ・シェフ・ショー

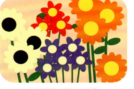
日曜午後2時：
エデンの園

6/6：2点
5/6：1点
得　点＿＿＿＿＿

15　ノリノリ音楽祭

音楽祭にきた。好きなバンドはどれも見逃したくない。クロックペグと曜日ペグを併用して出演ラインナップを覚え、ラジオ局を五つ言ってから、バンドと出演時刻を書き出そう。

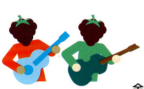
金曜午後2時：
ベリーヘッド

金曜午後6時：
テリフィック・コーン

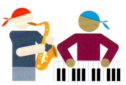
土曜午後6時：
ザ・バンダナズ

1 ＿＿＿＿＿＿＿
2 ＿＿＿＿＿＿＿
3 ＿＿＿＿＿＿＿
4 ＿＿＿＿＿＿＿
5 ＿＿＿＿＿＿＿
6 ＿＿＿＿＿＿＿

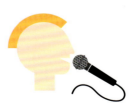
土曜午後9時：
ハニー・バッジャー

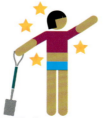
日曜午後8時：
スージー・スペード

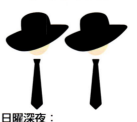
日曜深夜：
シルバー・ジェントルメン

6/6：2点
5/6：1点
得　点＿＿＿＿＿

16 オリンピック総集編

オリンピック大会の週がやってくる。好きな競技は全部見る。クロックペグと曜日ペグを併用して競技日程を覚えよう。日程を1分で覚えて隠し、球技名を五つ言ってから、競技の予定を再現してみよう。

金曜午前9時：
男子200mハードル

水曜午前10時30分：
男子テニス

木曜午後1時：
女子100m水泳

木曜午後6時：
女子砲丸投げ

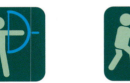

月曜午前11時：
女子アーチェリー

日曜午後7時：
男子ヘビー級柔道

1 _____
2 _____
3 _____
4 _____
5 _____
6 _____

6/6：1点
得点 _____

17 船上エンタテイメント

1週間の船旅に出る。船上イベントやアクティビティはどれも逃したくない。クロックペグと曜日ペグを併用して2分で予定表を暗記しよう。そのあと、海洋名を五つ言ってから、予定の記憶力を自己評価しよう。

日曜午前8時：
船長ウェルカムトークと航海オリエンテーション

月曜正午：
アクアビクス

火曜午後11時：
劇場で演奏とショー

水曜午後2時：
デッキで巨大輪投げゲーム

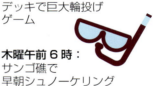

木曜午前6時：
サンゴ礁で早朝シュノーケリング

金曜午後10時：
キャプテンラウンジでカラオケ

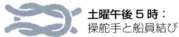
土曜午後5時：
操舵手と船員結び

1 _____   5 _____
2 _____   6 _____
3 _____   7 _____
4 _____
5 _____

7/7：4点　6/7：3点
5/7：2点　4/7：1点
得点 _____

あなたの成績　/50

 40〜50 金メダル
あなたの中期記憶の日常課題への備えは十分だ。この章のヒントとテクニックの実践を習慣づければ、中期記憶は常に最高の状態を保てるだろう。

 20〜39 銀メダル
あなたの中期記憶は適度に鍛えられているが、くまなく鍛えるためになるだろう。p.178のチャレンジを読み、この章で苦労したエクササイズをもう一度やろう。

 0〜19 銅メダル
中期記憶から問題発生中だ。p.178のチャレンジをやってから、この章のエクササイズをもう一度やろう。

 チャレンジは p.178

5章
夏の思い出
長期記憶

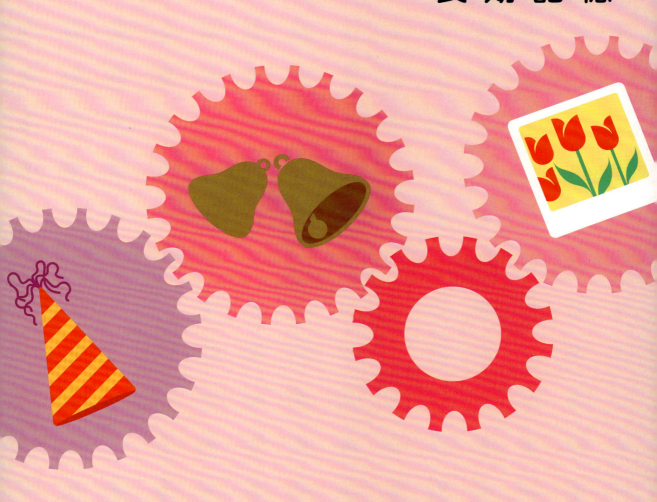

5章 夏の思い出

夏の思い出

長期記憶にもいろいろある。ライフイベントの記憶は自伝的記憶という。個々の事実の想起には意味記憶が要る。靴ひもの結び方などの技能を覚えることは手続き記憶という。

問診票

簡単なクイズで長期記憶状態を瞬時に読み出してみよう。

1 5年前に休暇を過ごした場所は？

思い出せる / 思い出せない
「思い出せる」に1点

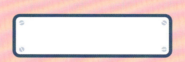

2 最初の職場があった町の名前は？

思い出せる / 思い出せない
「思い出せる」に1点

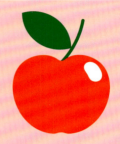

3 最終学年の数学の先生の名前は？

思い出せる / 思い出せない
「思い出せる」に1点

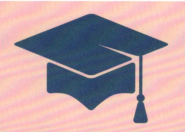

4 健診の予定表が発表された。日時を覚えられる？メモが必要？

覚えられる / メモする
「覚えられる」に1点

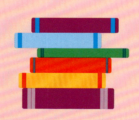

5 友人から借りた本、読み終えたら忘れず返せる？

はい / いいえ
「はい」に1点

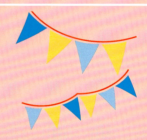

6 同僚から数か月後の職場のパーティー日程を聞いた。メモしないで大丈夫？

はい / いいえ
「はい」に1点

何点とれたかな？

0〜2：あなたは自伝的記憶力が弱い。この章のエクササイズは記憶力の向上に役立ち、テクニックは将来的な向上に有益だろう。

3〜4：あなたは平均的な自伝的記憶力をお持ちだが、大事なできごとを忘れてしまう可能性もある。この章を通して強みと課題を明確にしよう。

5〜6：あなたは優れた自伝的記憶力の持ち主なので、この章のエクササイズを楽しめるはずだ。楽しみながら能力を最高レベルに維持する有益なヒントが見つかるだろう。

自伝的記憶力を鍛える

1 ふしぎ発見

私は違うという人もいるけれど、幼少期、3、4歳以前は思い出そうにも思い出せないものだ。記憶の限界はどこだろう。
人生の最初の記憶を五つ書き出そう。

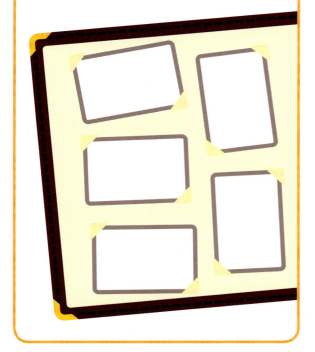

2 タイムライン

タイムラインを使ってライフイベントの記憶をたどろう。「何も覚えてない！」から「完璧に覚えている」まで0〜5で段階評価し、各段階の回答数で総合評価をしよう。

想起レベル

_____ 小学校の初日
_____ 入学式の教室
_____ 中学校の初日
_____ 初デート
_____ 高校3年生の試験の成績
_____ 運転免許取得試験に合格
_____ 卒業
_____ 最初の仕事
_____ 結婚式
_____ 最初の家への引っ越し
_____ 最初の子どもの誕生
_____ 退職

総得点 _____

総合評価 ＝[総得点×10]÷[各段階の回答数の和×5]を計算して10点満点中何点になるかを計算する。

総合評価 _____

3 家系図

家系は生い立ちの重要要素だ。ここにある家系図を使って自分の家系図を書き、どこまでさかのぼれるか、生い立ちの記憶をたどれるところまでたどろう。

曽祖父 曾祖母 曽祖父 曾祖母 曽祖父 曾祖母 曽祖父 曾祖母
　　祖父　　　　祖母　　　　　　祖父　　　　祖母
　　　　　父　　　　　　　　　　母
　　　　　　　　あなた

5章　夏の思い出

過去を思い出しにくい人でも、記憶を探り始めるといろいろなことがどっと蘇ってくることがある。五感を使うことは記憶探索法として有効だ。どんな匂いがしたか？どんな音が聞こえていたか？ここにある旅行体験に五感の記憶はあるかな？

テクニック：五感を探る

最初の海水浴旅行

最初の海外旅行

4　過去からの絵はがき

過去のできごとで感じたことを書き出そう。

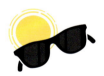 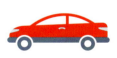

最近とった休暇　　最近したドライブ　　18歳の誕生日　　最近した外食

五感の記憶を全部思い出せたできごと一つにつき2点、4/5で1点　　得　点 _____

キャスティングボード法

昔の知人や遠い親戚の名前を忘れないでいるのはなかなか難しい。このテクニックで、数年先に再会しても思い出せるようにしよう。有名な物語の登場人物を使って、顔と名前を結びつける忘れにくいイメージをつくる。試しに「白雪姫と七人の小人」で五人の名前を覚えよう。一人ずつ登場人物に結びつけ、記憶に残るイメージをつくろう。最後までできたら絵を隠し、5分後にイメージを思い起こして、五人の名前を思い出してみよう。

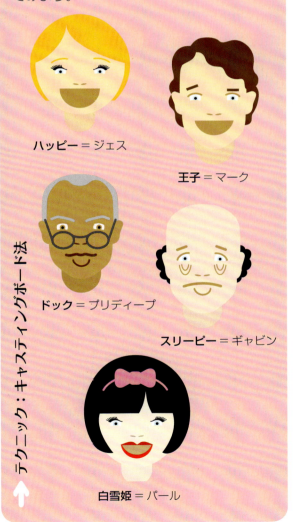

ハッピー＝ジェス
王子＝マーク
ドック＝プリディープ
スリーピー＝ギャビン
白雪姫＝パール

テクニック：キャスティングボード法

5 出演依頼

イメージ化に使う「マイキャスト」を用意しよう。有名な映画や本、漫画のキャラクターを使ってもいい。3分でここにいる人の名前と特徴を好きなキャストに結びつけよう。家畜を5種類言ってから、全員の名前を思い出せるかな？

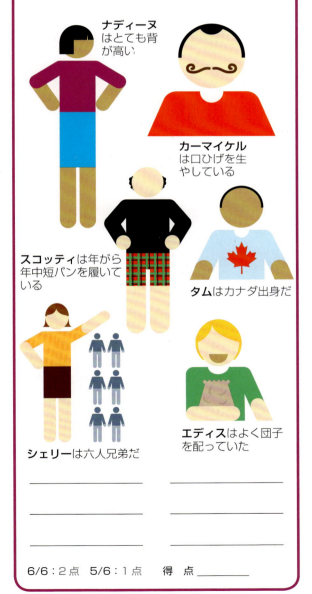

ナディーヌはとても背が高い
カーマイケルは口ひげを生やしている
スコッティは年がら年中短パンを履いている
タムはカナダ出身だ
シェリーは六人兄弟だ
エディスはよく団子を配っていた

_____   _____
_____   _____
_____   _____
_____   _____

6/6：2点　5/6：1点　得点 _____

5章 夏の思い出

個々の事実を覚えるときにも、日付と予定を覚えるときにも、意味記憶が使われる。他のペグと同じように、カレンダーペグにも印象的で鮮明で気軽に使えるイメージを使うと、意味記憶の符号化と想起が楽になる。

暦月は並び方がはっきりしていて、日付や予定の想起を助けるから良いペグになる。ここに各月の季節や名前に関係したペグのイメージのリストがある。5月の職場の親善旅行を覚えるには、花いっぱいの野原でピクニックする同僚たちをイメージする。12個のペグを覚えよう。それからリストを隠し、アルファベットを逆順に書いてから、ペグを思い出してみよう。

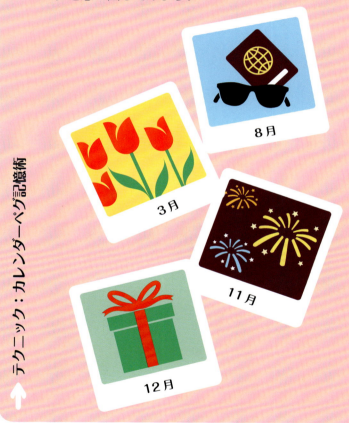

1月：二つの顔をもつヤヌス神
（January-Janus）

2月：跳躍（うるう）
（February-Leaping）

3月：行進
（March-Marching）

4月：エプロン
（April-Apron）

5月：花
（May-Flower）

6月：砂丘
（June-Dune）

7月：楽しい
（July-Jolly）

8月：バカンス

9月：杖
（September-Sceptre）

10月：紅葉

11月：ガイ・フォークスの日の花火

12月：プレゼント

テクニック：カレンダーペグ記憶術

ヒント　目に見える具体的なものを記憶の手がかりにする方法は昔から記憶強化に使われている。おなじみの糸の結び目や冷蔵庫の貼り紙であろうと、独自に編み出したものであろうと、目に見える場所にあるメモは物忘れを防ぐ効果がある。

6 カレンダーペグの練習

カレンダーペグ記憶術を試してみよう。ここにある重要イベント六つを覚えよう。アイスクリームフレーバーを五つ言ってから、全部思い出せるかな？

1 _____
2 _____
3 _____
4 _____
5 _____
6 _____

6/6：1点　得点 _____

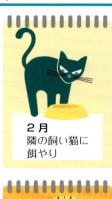
2月
隣の飼い猫に餌やり

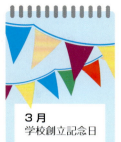
3月
学校創立記念日

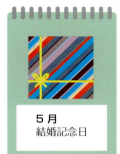
5月
結婚記念日

9月
新学期

10月
フランスでバカンス

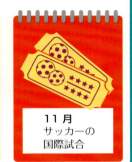
11月
サッカーの国際試合

7 スケッチ日記

カレンダーペグを使って、記憶に残るイメージで用事と日付を関連づけよう。下の予定表を見て、予定を印象づける簡単なリンクイメージを日記帳に描こう。そのあと日記を隠してからイメージを想起して、予定表を再現しよう。

スプリングセールの終了：4月
住宅保険の更新：7月
車検：8月
水仙の球根の植え付け：10月

4月　7月　8月　10月

4/4：1点　得点 _____

5章 夏の思い出

8 アニバースデーブック

誕生日と特別な日が同じだと好都合だ。フローラ（花）おばさんの誕生日はハロウィーンの日、10月31日だ。だから、ハロウィーンのシンボルであるかぼちゃ大王の顔のついた花をイメージする。奇抜なイメージで誕生日の記憶力を上げよう。下の三人の誕生日を2分で頭に入れてから、全部隠して質問に答えよう。

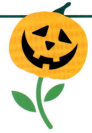

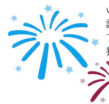

いとこのクレオの誕生日は **7月4日**。アメリカ合衆国の独立記念日

いとこのオリバーの誕生日は **11月11日**。アメリカ合衆国の退役軍人の日

ポールおじさんの誕生日は **12月25日**。クリスマス

1　ポールおじさんの誕生日は？
2　7月4日に生まれた人は？
3　いとこのオリバーの誕生日は？

1 _____
2 _____
3 _____

3/3：1点　得点 _____

9 歩くバースデーブック

カレンダーペグと数え歌ペグを組み合わせると、応用範囲の広い日付記憶術になる。

姪のベルの誕生日が **5月3日** だということをあなたはいつも忘れてしまう。
5月のカレンダーペグ「水仙」と、3の数え歌ペグ「海」を組み合わせて、水仙を抱えたベルが船に乗って海に出ているイメージをつくる。工夫した自分のペグで他の誕生日も覚えよう。自宅の電話番号を後ろから言ってから、そらでみんなの誕生日を思い出せるかな？

姪のベル　　　　：5月3日
いとこのウィリー：8月13日
ミーシャおばさん：3月8日
いとこのヨーコ　：4月25日
甥のサイード　　：11月27日

1 _____
2 _____
3 _____
4 _____
5 _____

5/5：1点　得点 _____

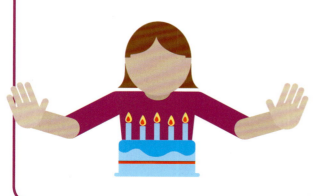

カレンダーペグの練習

10　記念日 覚えの切り札

カレンダーペグと数え歌ペグを組み合わせると、誕生日以外の大事な伝記情報も記憶できる。
本当に悩まずにすむ自分にぴったりのペグで記念日を覚える練習をしよう。
2分で次の記念日のイメージをつくったら全部隠そう。5分後に全部思い出せるかな？

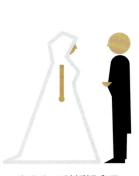
あなたの結婚記念日

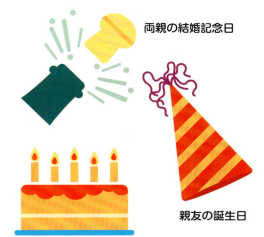
両親の結婚記念日
パートナーの誕生日
親友の誕生日

1 _____
2 _____
3 _____
4 _____

4/4：1点　　得　点 _____

11　本の返却日

図書館で本を6冊借り、貸出期間を延長したのだが、
返却日がばらばらだ。カレンダーペグと数え歌ペグ
の組合せで返却日を覚えよう。アジアの国名を八つ
あげてから、そらで返却日を書き出そう。

失われた世界　　　：1月10日
80日間世界一周　　：2月4日
バスカヴィル家の犬　：4月6日
宝　島　　　　　　：8月1日
モヒカン族の最後　　：9月2日
フランケンシュタイン：11月8日

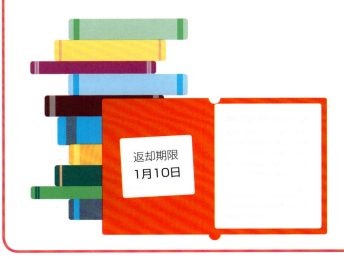
返却期限
1月10日

1 _____
2 _____
3 _____
4 _____
5 _____
6 _____

6/6：1点　　得　点 _____

12　やりかたには凝ってね

長期記憶には手続き記憶というものもある。「何を」ではなくて「どのように」の記憶だ。自転車の乗り方から飛行機の操縦法まで、技能や手順を学ぶときには長期的な手続き記憶をつくっている。結び目づくりなどの実用的技能や面白いスキルの練習は手続き記憶を鍛えるのにぴったりだ。長さ30 cm以上のひもかロープを2本用意して、右の説明どおりに2本のロープを結ぶ便利な結び目「二重てぐす結び」をつくってみよう。6、7回練習してから、1日おいてまたトライしよう。どのくらいうまくできるかな？

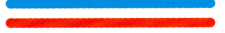

1　2本のロープの端を揃える。

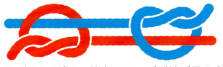

2　各ロープで、他方のロープが結び目の中を通るようにループ結びの結び目をつくる。

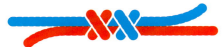

3　ループ結びにしたロープの端を引き出し、それぞれぎゅっと締める。「x」形が2個並ぶはずだ。

正しく結べたら1点

得　点 _____

13　ノウハウ通だね

手続き記憶を使うと、脳を鍛えるだけでなく、役に立つ実用的スキルが身につく。支柱や係留リングにロープを結ぶ実用的な結び目「大錨二重結び」を覚えてみよう。説明どおりに5、6回練習しよう。明日は手順をどれだけ思い出せるかな？　ロープやひもでやってみよう。

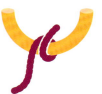 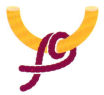

1　支柱にロープを巻きつけてループをつくる。

2　ループにしたロープの一端を支柱の後ろ側に出す。これで一巻き。

3　巻きつけたロープの端をもう一端の前で交差させる。

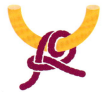 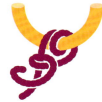 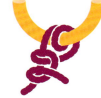 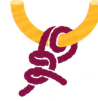

4　ロープを別端の後ろから輪をくぐらせて引き出す。これが半結び。

5　同じロープ端をもう一度交差させる。

6　ロープを別端の後ろから輪をくぐらせて引き出す。第2の半結び。

7　ロープの両端を引っ張って締める。

7/7ステップ：2点　4〜6/7ステップ：1点　　得　点 _____

手続き記憶

14 折り紙ペンギン

折り紙の手順を覚えて手続き記憶力をどんどん鍛えよう。片面だけ色がついていて表裏がわかりやすい正方形の紙を用意しよう。まず白い面を下にして説明どおりに折る。5回の練習で覚えられるかな？

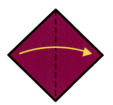

1 紙を半分に折り返して三角形をつくる。

2 上端を少し折り返す。反対側も繰り返す。

3 両端は折ったままで紙を開く。

4 底部を少し内側に折る。

5 上部を少し向こう側に折って「頭」をつくる。

6 紙を半分に折る。

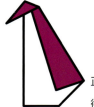

7 頭を少し引き上げる。

正しく折れたら1点

得　点 _____

15 紙コップ

少し複雑な折り紙に挑戦しよう。シンプルな紙コップをつくる。説明どおりに5回練習したら覚えられるかな？

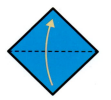 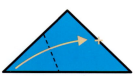

1 菱形に紙を置いて二つ折りにする。

2 角を縁に合わせて折り、小さな三角形をつくる。

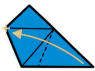

3 反対側に小さな三角形をつくる。これで縁が揃う。

4 上部手前の三角形部分を手前に折り返す。

5 上部後ろの三角形部分を向こう側に折り返す。

6 上部の二つの三角形部分を引っ張ってカップを開く。

正しく折れたら2点

得　点 _____

あなたの成績 /40	30～40 金メダル	10～29 銀メダル	0～9 銅メダル
	あなたは事の大小に関係なく優れた長期記憶力をお持ちだ。自伝的記憶を紙に書き出し、その才能の有効活用を考えよう。	あなたは平均的な長期記憶力の持ち主だ。数日後にもう一度この章をやろう。それまでに記憶が刺激を受けていて、記憶力が向上したことを発見できるかもしれない。	あなたの長期記憶には大きなスペースがあるから、符号化力の強化に取り組んでいくべきだ。自伝的記憶を刺激するエクササイズで、何もない空間を埋めることもできる。

 チャレンジは p.178

乾草の中のピン
暗証番号とパスワード

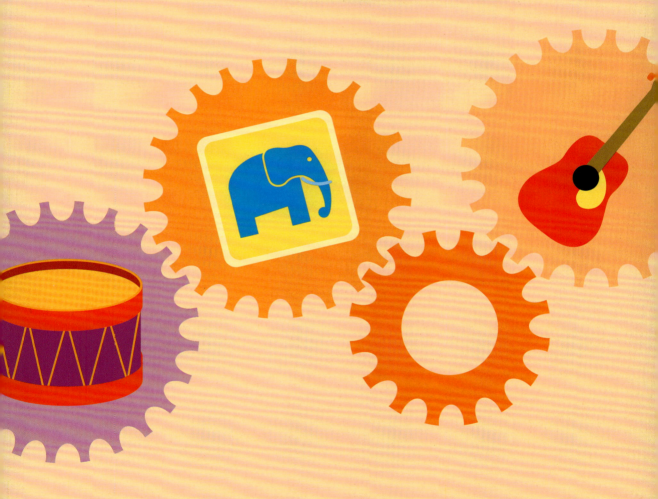

乾草の中のピン

作成ルールが厳しいと、たくさんのパスワードや暗証番号（PIN）を覚えるのはたいへんだ。忘れにくい安全なパスワードと暗証番号のつくり方と覚え方、想起のヒントを授けよう。

問 診 票

あなたはネットセキュリティの悪夢にうなされている？
それともパスワードホルダーの鏡？ 簡単なクイズで判定してみよう。

1 パスワードはたいてい全部暗記している？ メモしている？

暗記している / メモしている
「暗記している」に1点

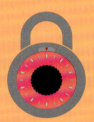

2 銀行やeメールやeモールのアカウントに入れなくなることがある？

よくある / めったにない
「めったにない」に1点

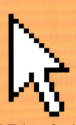

3 使用中のブラウザはパスワード自動記憶設定になっている？

はい / いいえ
「いいえ」に1点

4 パスワードや暗証番号の形式は、初期設定の「password」や「1234」などのまま？

はい / いいえ
「いいえ」に1点

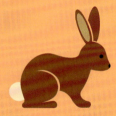

5 家族やペットの名前、自分の誕生日、自宅の住所をパスワードや暗証番号にしている？

はい / いいえ
「いいえ」に1点

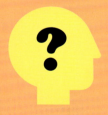

6 並べ替えシステムを使って暗証番号とパスワードを覚えている？ いきあたりばったり？

システム / いきあたりばったり
「システム」に1点

何点とれたかな？

0〜2：あなたは暗証番号とパスワードの記憶力が日々の要求で押し潰されている上に、手抜きをしているため、セキュリティを危うくしている。この章のエクササイズは忘れにくい優れたパスワードの考案に役立つはずだ。

3〜4：あなたは苦労して暗証番号とパスワードを覚えている。この章のヒントやテクニックでもっと楽になるはずだ。

5〜6：高得点のあなただが、記憶力のよさだけでなく模範的なセキュリティ実践法をお使いかな？ この章は万全の備えをするのに役立つだろう。

パスワードの練習

1　名前と日付

誕生日は文字と数字を使った便利な個人情報源だ。親戚や友だちの名前の文字と誕生日を組み合わせよう（自分のものは使わないこと）。John Smith、1956年2月15日ならJoSm15Feb1956や1956Jo15SmFebなどができる。家族で練習しよう。

家族	名前	生年月日
父	_____	_____
母	_____	_____
祖父	_____	_____
祖母	_____	_____
兄弟姉妹	_____	_____

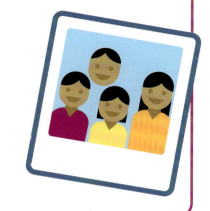

2　リートスピーク

リートはソフトウェアにアクセスするときの「エリート」ユーザーステータスに由来する。リートスピークはネットオタクが使う、アルファベットを記号化したサイバー文字体系で、安全なパスワードづくりにぴったりだ。このリート変換表を使って五つのパスワードを暗号化しよう。

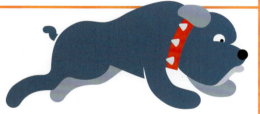

A GOBULLDOGS _____

B XYLOPHONE _____

C BIRTHDAY _____

D CALORIES _____

E WHITEHOUSE _____

A @	B |3	C (	D)	E 3	F |=
G 9	H #	I !	J _|	K 1<	L 1
M IVI	N I\I	O *	P IO	Q O_	R |2
S $	T 7	U |_|	V V	W VV	X %
Y ٪.	Z 2				

解答は p.180

5/5：1点　得点 _____

> パスワードの記憶補助が必要だったとしても、パスワードそのもののメモはやめよう。あなたにとっては意味があるが泥棒には無意味な、個人的なことをヒントや質問にすること。家族に関係するパスワードではニックネームをヒントにしよう。

6章　乾草の中のピン

3 スタックアップ法

数字の下にある文字列を使ってキーボードを暗号作成マシンにする優れ技がある。ここにあるキーボードでは、数字の 1 キーの下は Q・A・Z で、6 の下は Y・H・N だ（キーボードにはいろいろな種類があるので、いつも使っているキーボードのシステムを必ず使おう）。重要な年号などの短い数列を覚えて各桁の数字の下の文字を全部入力すれば、安全なパスワードの土台ができる。ここでは 1980 は qazol.ik,p;/ になる。他の数字で練習しよう。

数字		パスワード
A	4046	_____
B	1979	_____
C	2005	_____
D	8238	_____

解答は p.180

4/4：1点　　得　点 _____

4 基本システム

あなたのパスワードはどれも忘れにくいものかもしれないが、ウェブサイトやアカウントとの対応はどう記憶できるかな？ 複数サイトで使える安全な基本パスワードの作成はそのひとつだ。できた基本パスワードはサイトやアカウントごとに調整するので、同じパスワードを何度も使うというリスクがなくなる。覚えるのは基本パスワードだけで、各サイトが重要な追加情報になる。基本パスワードは、好きな本や映画の題名、詩の 1 行など、忘れにくいものの頭字語にする。マザーグースの歌 "4 and 20 blackbirds baked into a pie―4 と 20 羽のクロツグミ、焼かれてパイの中" なら 4A20BBIAP だ。基本パスワードの作成を練習しよう。

基本パスワード

A All For One And One For All
　　みんなはひとりのために、ひとりはみんなのために
　　―『三銃士』からチームプレイ精神を表す常套句

B I Am 16 Going On 17
　　私は16歳、もうすぐ17歳
　　―『サウンド・オブ・ミュージック』の挿入歌

C Three Blind Mice, See How They Run
　　3匹の盲目ネズミ、走りっぷりを見てごらん
　　―マザーグースの歌

D Around The World In 80 Days
　　80日間世界一周 ― ジュール・ヴェルヌの小説

解答は p.180　　　　4/4：1点　　得　点 _____

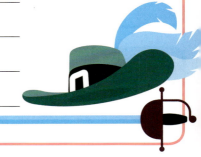

パスワードの練習

5　システム中毒

基本パスワードに数字が入っていない場合は数字を組み込むべきだ。そうすることで土台の安全性が高くなる。単語の数（数字）を先頭につけて頭字語にする方法は簡便で覚えやすい。ウィリアム・ブレイクの詩の一節 "Tyger, Tyger, Burning Bright, In The Forests Of The Night ―虎よ虎、赤々と燃えさかる、夜の森で" を 10TTBBITFOTN にするなどだ。忘れにくくて安全な基本パスワードの作成を練習しよう。

元の文　　　　　　　　　　　　　　　　基本パスワード

A The Unbearable Lightness Of Being
存在の耐えられない軽さ ― ミラン・クンデラの小説　　_____

B You Can't Always Get What You Want
いつも欲しいものが手に入るとは限らない
― ローリング・ストーンズ　　_____

C To Kill A Mockingbirdg
アラバマ物語 ― ネル・ハーパー・リーの小説　　_____

D Red Sky At Night, Shepherd's Delight
夕焼けは晴れ ― 天気のことわざ　　_____

解答は p.181

4/4：1点　　得　点 _____

6　カスタムパスワード

基本パスワードを変化させてパスワードとウェブサイトを結びつける練習をしよう。
簡単な調整法として、サイト名やアカウント名の文字や数字を 3 個付け足そう。
基本パスワードが 10TTBBITFOTN でサイト名が www.moneybank.com なら、サイト固有のパスワードを mon10TTBBITFOTN にする。右のサイトのパスワードをこのやりかたでつくろう。

サイト　　　　　　　　　　　カスタムパスワード

A www.green.com　　_____

B www.evensquare.com　　_____

C www.y3ksounds.crg　　_____

D www.legalbet.com　　_____

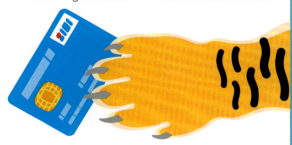

解答は p.181

4/4：1点　　得　点 _____

87

6章　乾草の中のピン

7　子音交換

基本パスワードの文字を所定のルールでサイト名の文字と置き換え、サイト別に調整する方法もある。「字数が許すかぎり基本パスワードの子音をサイト名の母音に変える」というルールで、サイト名が www.oakdoor.com、基本パスワードが 10TTBBITFOTN なら、T→O、T→A、I→O、T→O でパスワードは 10OABBOOFOTN になる。このルールで練習しよう。

サイト		カスタムパスワード
A	www.green.co.uk	_____
B	www.evensquare.com	_____
C	www.y3ksounds.org	_____
D	www.legalbet.com	_____

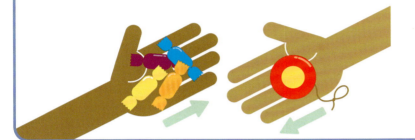

解答は p.181

4/4：1点　　得点 _____

8　あつらえパスワード

基本パスワードをサイト名の特徴に合わせて変えると、各サイト専用のさらに安全なあつらえパスワードを作成できる。サイト名の冒頭から数文字追加すると同時に基本パスワード長を変えてもいい。サイト名と基本パスワードの両方から同じ数だけ文字をとってパスワードにする。基本パスワードが 10TTBBITFOTN でサイト名が oakdoor なら、両方から冒頭4文字をとって oakd10TT というパスワードにする。基本パスワード 10TTBBITFOTN を使ってあつらえパスワードをつくってみよう。

サイト		あつらえパスワード
A	www.green.com	_____
B	www.evensquare.com	_____
C	www.y3ksounds.org	_____
D	www.legalbet.com	_____

解答は p.181

4/4：1点　　得点 _____

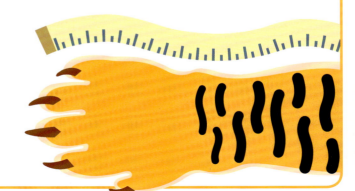

9 パスワードの創作

ここまでのエクササイズから気に入ったやりかたを選んで、
休暇旅行関係のサイトの安全な専用パスワードを創作しよう。
後のテストに備えて創作パスワードを覚えておこう。

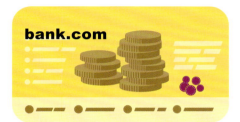

www.bank.com _____

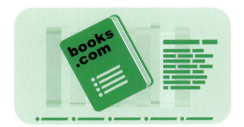

www.bookonbeach.com _____

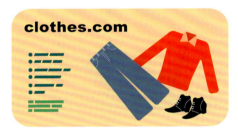

www.moreclothes.com _____

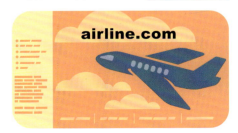

www.flycheaply.com _____

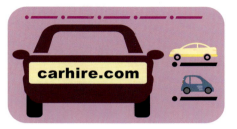

www.willneedcarhire.com _____

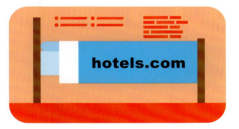

www.somewheretostay.com _____

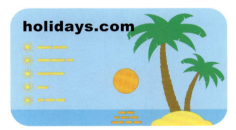

www.bookwithus.com _____

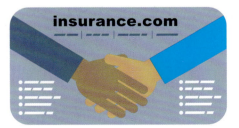

www.mustbuyinsurance.com _____

6章 乾草の中のピン

10 暗証番号の記憶練習

暗証番号（PIN）はたかが4桁だが、半ダースもあるとなかなか覚えられない。暗証番号を四つ暗記して、暗証番号の記憶力のベースラインを確認しよう。1時間以上後で、何も見ないで思い出せるかな？

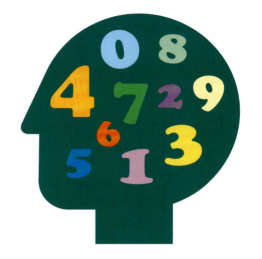

6012　＿＿＿＿＿＿＿＿

5585　＿＿＿＿＿＿＿＿

1003　＿＿＿＿＿＿＿＿

9174　＿＿＿＿＿＿＿＿

4/4：1点　　得点＿＿＿＿＿＿

11 アップスタック法

数字のスタックアップ法（p.86）の逆も暗証番号の記憶に役立つ。4桁の暗証番号の数字に1文字以上を対応させ、単語や覚えやすい折句をつくる。暗証番号が6546なら、H・T・F・N で Hard To Forget Now（忘れにくくなったぞ）という折句ができる。キーボードが使える場合は折句だけを覚えればいい。下のキーボードを使って、1分以内に折句から暗証番号を思い出そう。

折　句	暗証番号
A Too Easy To Remember らくらく記憶	＿＿＿＿＿＿
B I Love Purple Shoes 紫の靴大好き	＿＿＿＿＿＿
C North South East West 東西南北	＿＿＿＿＿＿
D Once Upon A Time むかしむかし	＿＿＿＿＿＿

```
1 2 3 4 5 6 7 8 9 0 -
 Q W E R T Y U I O P
  A S D F G H J K L ;
~  Z X C V B N M , .
```

解答は p.181

1分以内に 4/4：1点　　得点＿＿＿＿＿＿

暗証番号の練習

12 4語デコーダー

暗証番号をイメージ文に結びつけるのも優れた数字記憶法だ。暗証番号どおりの長さの単語で4語文をつくる。
3734なら3文字、7文字、3文字、4文字の単語で、bad manners are rude（悪いマナーは失礼だ）などの文をつくる。ここにあるフレーズから暗証番号を復元し、30分後に暗証番号を書き出そう。

4語文   暗証番号

Dancing down the road
踊りながら道を下る   _____

Happy hippos gamble gladly
浮かれたカバたち、賭けに乗る   _____

Little ants attacked me
小さなアリにやられた私   _____

Men wearing enormous pants
ぶかぶかズボンの男衆   _____

Into the unknown outside
未知の外界へ   _____

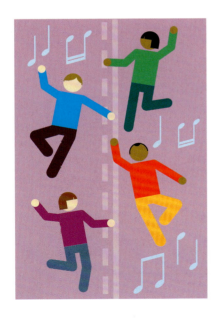

5/5：1点   得点 _____

13 4語キー

暗証番号の記憶に役立つ4語文を創作しよう。1時間後、4語文だけ暗証番号を思い出せるかな？

暗証番号   4語文

5324   _____
              _____

8437   _____
              _____

6244   _____
              _____

3/3：1点

得点 _____

ヒント

現実的なサイバーセキュリティ専門家の中には、安全でないパスワードを使うか、何かメモしておくか、どちらか選べと言われたら、メモのほうが安全と考える人もいる。秘密のメモは物理的に手が届かず隠せるからセキュリティ侵害の検知性が高い。自分専用の備えとして、せめて秘密のヒントはメモしておくことを考えよう。

6章　乾草の中のピン

14　セレブのヘルプ

数字を文字で暗号化するのも、簡単な暗証番号記憶増強術だ。アルファベットの初めの10字をA→0、B→1という具合に0〜9に対応させて暗証番号を文字列に変える。4桁の数字を2文字ずつの組にして有名人のイニシャルに見立てれば、覚えやすいイメージの土台ができる。暗証番号が1631ならB(1)G(6)+D(3)B(1)だから、ビージーズとデイヴィッド・ベッカムに見立てる。両者を結びつけるイメージを考えれば、暗証番号が忘れにくいものになる。必要なら紙の上で試そう。

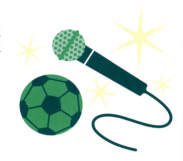

PIN	文字	有名人の名前	イメージ
4407			
6383			
3251			

15　セレブのヘルプ　完全版

イニシャルをつくるにはアルファベット10字では足りない。26字の対応表を参考にしてテクニックをフル活用しよう。

0	1	2	3	4	5	6	7	8	9
A	B	C	D	E	F	G	H	I	J
K	L	M	N	O	P	Q	R	S	T
U	V	W	X	Y	Z				

上の表を使って有名人のイニシャルから暗証番号を導きだそう。全部できたら5分後に、何も見ないで暗証番号を思い出そう。

	名　前	イニシャル	暗証番号
A	Arnold Schwarzenegger and The Pink Panther アーノルド・シュワルツェネッガーとピンクパンサー		
B	Tom Cruise and John Travolta トム・クルーズとジョン・トラボルタ		
C	Woody Allen and Barack Obama ウディ・アレンとバラク・オバマ		
D	Elvis Presley and Mahatma Gandhi エルビス・プレスリーとマハトマ・ガンジー		

解答は p.181　　4/4：1点　　得　点 ＿＿＿＿

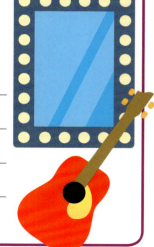

暗証番号の練習

16　略語 PIN

暗証番号（PIN）の中には文字にすると単語やそれらしき文字列になるものがある。5748 なら PRES、president（社長）の略語だ。これなら 1 語覚えるだけでいい。前問の対応表を使って暗証番号を文字に変え、できた単語を覚えよう。ハリウッド俳優の名前を八人分書いてから、単語と数字を思い出せるかな？

PIN	単語	PIN の想起
8203	_____	_____
3429	_____	_____
1011	_____	_____
0836	_____	_____
4668	_____	_____

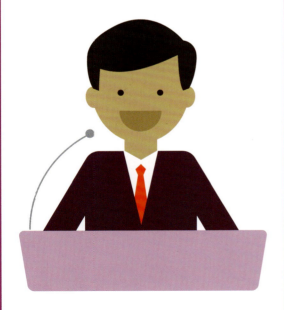

5/5：3点　4/5：2点　3/5：1点
得　点 _____

17　おどけ PIN

決まったイメージを連想させる数字もある。4 は正方形というように、覚えやすいイメージの土台によく使われる連想を利用し、できればユーモアを加味しよう。3375 から三角形 2 個とあなたが生まれたとき 75 歳だったおじいさんを連想したのなら、車輪が三角形の自転車に乗ったおじいさんをイメージする。ここにある PIN にぴったりの印象的なイメージを考えて、30 分後に思い出してみよう。

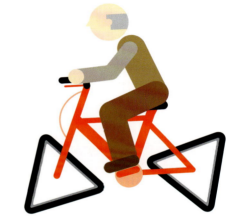

暗証番号	イメージ
7213	_____
9249	_____
1001	_____
1865	_____

4/4：1点　　得　点 _____

6章　乾草の中のピン

18　韻文 PIN

暗証番号（PIN）を忘れにくくするには、数字の韻を利用する手もある。0〜9 の数字と韻を踏む印象的な単語を書き出し、できた単語リストを使って、PIN を表す文とイメージをつくろう。8513 は a great(8) drive(5) in the sun(1) to a tree(3) でどうだろう。ここにある PIN の韻からイメージをつくろう。
30 分後にイメージだけで PIN を思い出せるかな？

6036

　　　　イメージ　　　　　　　　　　　　　　　　　　　　　　　　PIN の想起

6036　_____　_____

1523　_____　_____

8470　_____　_____

9845　_____　_____

思い出せた PIN 一つにつき 1 点　　得　点 _____

19　THIS OLD MAN（マザーグースの数え歌）

数字と単語が韻を踏んだ童謡を使って数字から印象的なイメージをつくる方法もある。
This Old Man という歌は、2(two) と靴(shoe)、3(three) とひざ(knee) が韻を踏んでいるので、それを使ってイメージをつくる。右の表はこの歌と 0 の韻だ。

ここにある文から暗証番号を復元できるかな？

A　Use shoes and thumbs to push open the gate to heaven
　　靴と親指で天国への門を押し開けよう
　　　　　　　　　　　　　　　　　　　PIN _____

B　Superhero uses a stick to open door to reveal a beehive
　　スーパーヒーローが棒で扉を開けたら蜂の巣が出てくる
　　　　　　　　　　　　　　　　　　　PIN _____

C　Shoes that are best for your spine and knees are by the door
　　背骨やひざに一番いい靴は扉のそばにある
　　　　　　　　　　　　　　　　　　　PIN _____

数字	韻
1	thumb（親指）
2	shoe（靴）
3	knee（ひざ）
4	door（扉）
5	hive（蜂の巣箱）
6	sticks（棒）
7	heaven（天国）
8	gate（門）
9	spine（脊椎）
0	hero（ヒーロー）

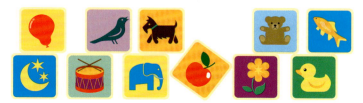

解答は p.181　　3/3：1 点　　得　点 _____

パスワードの練習

20　パスワードリコール

100%インターネットで手配した南の海での1週間。だが、好事魔多し。インターネットカフェで手配に使ったさまざまなサイトにアクセスしなければならなくなった。p. 89 でつくったパスワードを全部思い出せるかな？

同じ会社を通じて別のオプションツアーを予約したい。再予約のため、パスワードを思い出そう。

www.bookwithus.com

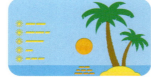

帰りのフライトのチェックインをするときが来た。航空会社のウェブサイトのパスワードは何だった？

www.flycheaply.com

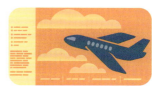

予約が見当たらないとホテルマンが言う。予約確認書を探すため、アカウントにログオンしよう。

www.somewheretostay.com

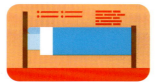

本を全部読んでしまった。もっとダウンロードしたいが、オンライン書店にアクセスできるかな？

www.bookonbeach.com

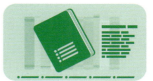

旅行保険の請求が必要になった。規約を探すため、アカウントにログオンしよう。

www.mustbuyinsurance.com

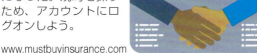

財布を盗まれた。緊急送金したいが銀行のパスワードを思い出せるかな？

www.bank.com

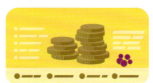

大型ファミリーカーを予約したのに小型車が配車されてしまった。問題処理のため、レンタカーのウェブサイトにログオンしよう。

www.willneedcarhire.com

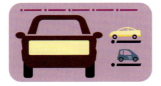

オンラインショップが間違った衣料品を送ってきた。返金請求のため、サイトにログオンしよう。

www.moreclothes.com

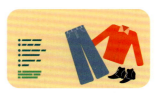

覚えていたパスワード一つにつき1点　　得　点 _____

あなたの成績	/35	30〜35 金メダル	20〜29 銀メダル	0〜19 銅メダル
		あなたのパスワードと暗証番号の記憶力は素晴しい。記憶術の練習を続けて完璧な能力をめざそう。	あなたはかなりのパスワードと暗証番号の記憶力の持ち主だけれど、もっと上をめざそう。この章の記憶術をおさらいして実践を続けよう。	あなたの記憶力にとって、暗証番号とパスワードは大難題。この章を最初からおさらいしよう。 チャレンジは p.178

95

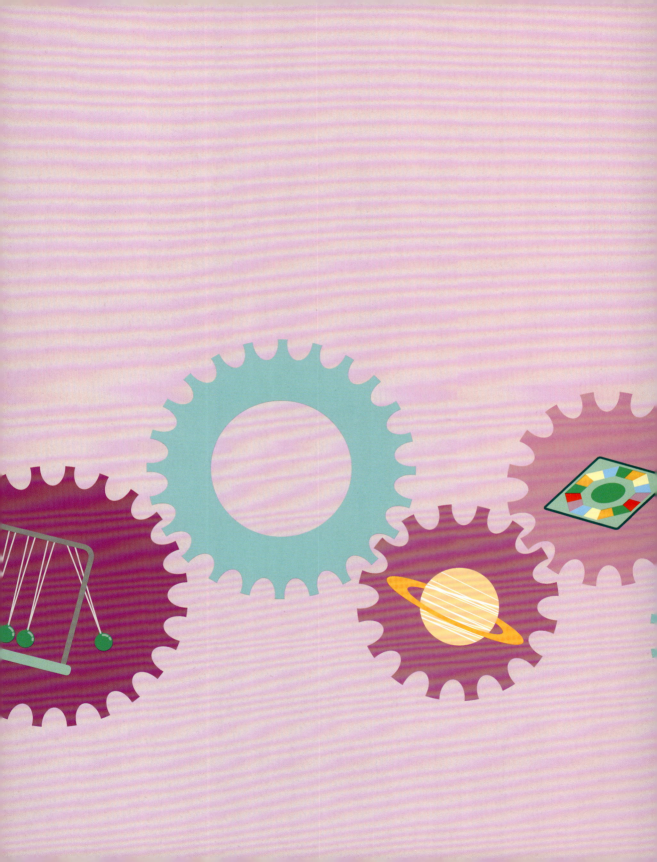

7章 試験勉強のぞみ号
事実の想起

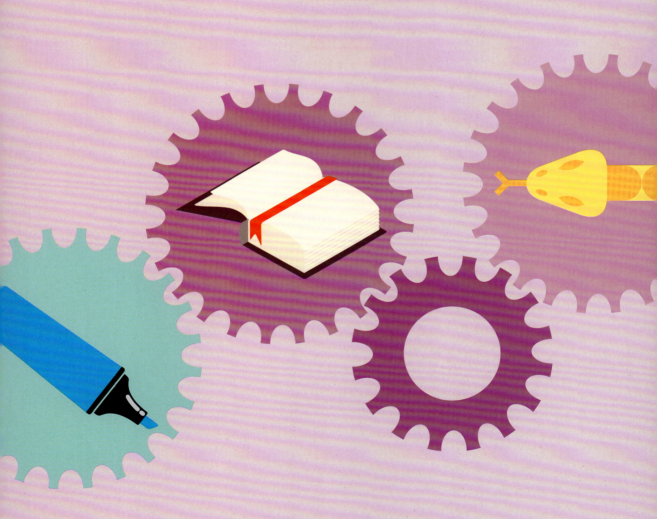

試験勉強のぞみ号

1分経ってから想起できる記憶は長期記憶に格納されている。長期記憶には、私的な経験や感情を伴う経験とは無関係な、知識にかかわる意味記憶というカテゴリーがある。
過去に知った事実、規則、意味、あらゆる一般知識はすべて意味記憶に格納され検索される。

問診票

あなたはクイズ王かつ試験のエキスパート？ それともへまな忘れん坊？
簡単なクイズで、あなたの意味記憶力が常に最高の状態になっているかどうかを判定してみよう。

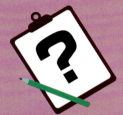

1 クイズショーにチームで参加。あなたは勝利に貢献？ 足を引っ張る？

貢献 / 足を引っ張る
「貢献」に1点

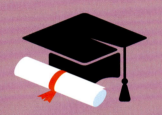

2 試験の点と授業課題の評価点、どちらで学業評価を希望する？

試験 / 授業課題
「試験」に1点

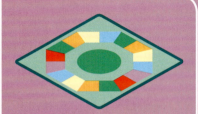

3 雑学ゲームでは勝つほうが多い？ 負けるほうが多い？

勝つ / 負ける
「勝つ」に1点

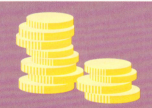

4 低料金ですごい賞品を出す常識クイズマシンがゲームセンターにある。やってみる？

やってみる / 通り過ぎる
「やってみる」に1点

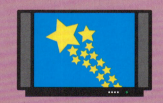

5 気がついたらテレビのクイズ番組の出場者に向かって答えを叫んでいる？

よくある / たまにある
「よくある」に1点

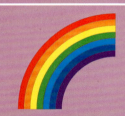

6 虹が出るしくみを子どもに聞かれた。あなたの答えはどのくらい正確？

正確 / あいまい
「正確」に1点

何点とれたかな？
0～2：あなたには知識基盤が欠けている。符号化力と意味記憶検索力の同時向上に取り組む必要があるだろう。
3～4：あなたは平均的な意味記憶力の持ち主だ。この章のエクササイズとチャレンジはクラスで一番になるのに役立つはずだ。
5～6：あなたはかなりの頭脳派だが、常に上をめざせる。この章のエクササイズは能力に磨きをかける効果があるはずだ。

1 クイズの達人

一般知識のテストは、意味記憶力のベースラインを知るのにもってこいの方法だ。
あなたは何点とれるかな？

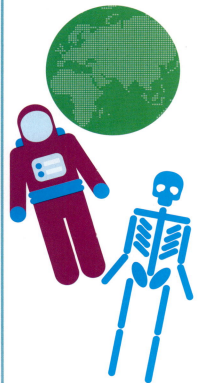

1 地球上で二番目に人口の多い国は？
2 ソナタ「月光」の作曲者は？
3 世界の海洋名を全部言える？
4 有名なニュートンの運動の第三法則を完成させよう。
「すべての作用に…」
5 羅針盤が発明された国は？
6 ロシア革命は起こった年は？
7 二番目に月に降り立った人は？
8 体の中で一番長い骨は何？
9 サッカーのワールドカップで初めて優勝したチームは？
10 アカデミー賞の最多受賞者は？

1 ＿＿＿＿＿＿＿＿＿＿
2 ＿＿＿＿＿＿＿＿＿＿
3 ＿＿＿＿＿＿＿＿＿＿
4 ＿＿＿＿＿＿＿＿＿＿
5 ＿＿＿＿＿＿＿＿＿＿
6 ＿＿＿＿＿＿＿＿＿＿
7 ＿＿＿＿＿＿＿＿＿＿
8 ＿＿＿＿＿＿＿＿＿＿
9 ＿＿＿＿＿＿＿＿＿＿
10 ＿＿＿＿＿＿＿＿＿＿

1問正解につき1点

得　点 ＿＿＿＿＿

解答はp.181

2 つながりを見つけよう

簡単な一般知識クイズ以外にも、知識をテストするいい方法はいろいろとある。このテストをやってみよう。これらの国の共通点は何か、わかるかな？

ルクセンブルク

サンマリノ

ボリビア

ネパール

パラグアイ

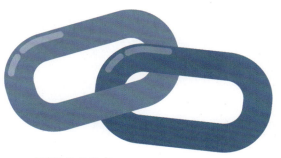

正解したら3点

得　点 ＿＿＿＿＿

答え ＿＿＿＿＿＿＿＿＿＿＿＿＿

解答はp.181

試験勉強に強くなる

7章　試験勉強のぞみ号

テクニック：記憶を強める折句術

記憶増強術のひとつに折句術がある。覚えたい一群の事実を、同じ文字で始まるもっと覚えやすい単語の組合せに置き換える。事実を順番どおり覚える必要があるとき、折句は強力な助っ人になる。太陽系惑星の折句が良い例で、プロンプト（想起を刺激するきっかけ）があれば、ぱっと頭に浮かんで事実を思い出せるはずだ。

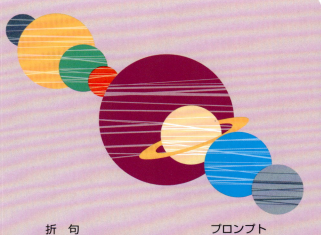

事　実
太陽に近い順に Mercury, Venus, Earth, Mars, Jupiter, Saturn, Uranus, Neptune

折　句
My Very Easy Method : Just Sit Up Nights

プロンプト
惑星名を順に言う

3 折句でどんどん覚えよう

折句速習術をもっと使ってみよう。ここにある三つの事実を思い出しやすくする、覚えやすい折句を考えて30秒で覚え、5分後にプロンプトを使って思い出そう。

事　実	折　句	プロンプト	事実の想起
生物学における生物の属性（栄養、反応、運動、成長、呼吸、生殖、排泄）	＿＿＿＿＿＿＿＿＿＿ ＿＿＿＿＿＿＿＿＿＿	生物における生物の属性とは？	＿＿＿＿＿＿＿＿＿＿ ＿＿＿＿＿＿＿＿＿＿
ト音記号の5線上にある音（EGBDF）	＿＿＿＿＿＿＿＿＿＿ ＿＿＿＿＿＿＿＿＿＿	ト音記号の五線譜の線上の音は？	＿＿＿＿＿＿＿＿＿＿ ＿＿＿＿＿＿＿＿＿＿
「rhythm」の綴り方	＿＿＿＿＿＿＿＿＿＿ ＿＿＿＿＿＿＿＿＿＿	音楽の拍子を意味する単語の綴りは？	＿＿＿＿＿＿＿＿＿＿ ＿＿＿＿＿＿＿＿＿＿

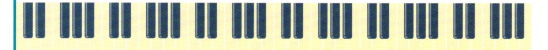

3/3：1点　　得　点　＿＿＿＿＿＿

周辺情報を確かめる

テクニック：周辺情報を確かめる

記憶増強術を使えば細切れの情報は記憶に刻みつけやすくなるが、大量の情報にはもっと包括的な方法が必要になる。意味知識の記憶力をよくする第一歩は符号化力の改善だ。事実は単独でなく文脈で覚えると記憶に残りやすい。追加情報を知ると中心データを覚えやすくなるということだ。

ここに事実がぽつんと一つある。次に周辺情報を伴った別の事実がある。両方を読んだら隠し、20分後に内容を思い出してみよう。情報が多い事実のほうが覚えやすいはずだ。

孤立した事実
銀の元素記号：Ag

背景情報のある事実
ナトリウムの元素記号：Na
Na は塩を意味するエジプト語 Natron から派生した。ナトリウムは、塩（塩化ナトリウム）の構成元素のひとつだからである。エジプト人はミイラの処理過程で遺体を乾燥保存するのにナトロンを使っていた。

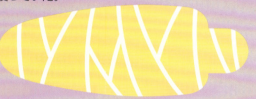

4 周辺情報を確かめて

ここにある事実を読もう。そのとき、符号化を助ける周辺情報をよく意識しよう。読んだら全部隠し、5分後に下の質問に答えよう。

ニュートンは力の単位である
力の単位は物理学者アイザック・ニュートン卿にちなんで命名された。彼が発見した運動の第三法則は、ある方向に作用する力には必ず逆方向に作用する同じ大きさの力がある、というものである。

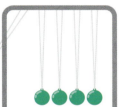

コンゴ共和国の首都はブラザビルである
ブラザビルはイタリア・フランスの探検家ピエール・サヴォルニャン・ド・ブラザにちなんだものだ。ブラザがコンゴ川沿いを探検したことによって、フランス領コンゴとして知られる植民地ができた。

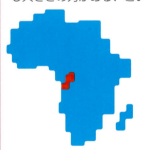

アントニン・ドヴォルザークはチェコの作曲家だった
ドヴォルザークは、後にオーストリア・ハンガリー帝国の一部となるボヘミアに生まれた。彼はプラハのオルガン学校で学んだ。

質問
1 コンゴ共和国の首都は？ ＿＿＿＿＿＿＿＿＿＿
2 力の単位は何という？ ＿＿＿＿＿＿＿＿＿＿
3 ドヴォルザークの国籍は？ ＿＿＿＿＿＿＿＿＿＿

1問正解につき1点　　得点 ＿＿＿＿＿＿＿

7章　試験勉強のぞみ号

テクニック：大要を抜き書きする

さらにうまく勉強するには、もっと賢く勉強することが肝腎。文章全体を覚えようとせず、文章を読んで重要な事実やキーワードを見つけること。そういうものは箇条書きにできるから、そのあとで記憶に刻み込もうとするべきだ。ここに、動物百科事典から抜粋したコウモリの説明がある。

コウモリは哺乳動物で唯一、真の翼と飛行能力をもつ（滑空するヒヨケザルなどとは対照的）。コウモリの翼の膜（飛膜）は背中と腹の皮膚が延びたもので、これによって飛びながら自由に方向を転換できる。

ここから次のような箇条書きができた。

- コウモリは滑空ではなく飛行ができる唯一の哺乳類である。
- 翼の膜は飛膜と呼ばれている。

5　抜き書き練習

コウモリの説明の続きがここにある。ポイントを五つ抜き出し、30分後に思い出そう。

1 ＿＿＿＿＿＿＿＿＿＿
　＿＿＿＿＿＿＿＿＿＿

2 ＿＿＿＿＿＿＿＿＿＿
　＿＿＿＿＿＿＿＿＿＿

3 ＿＿＿＿＿＿＿＿＿＿
　＿＿＿＿＿＿＿＿＿＿

4 ＿＿＿＿＿＿＿＿＿＿
　＿＿＿＿＿＿＿＿＿＿

5 ＿＿＿＿＿＿＿＿＿＿
　＿＿＿＿＿＿＿＿＿＿

いくつ思い出せたかな？
5/5：2点　3〜4/5：1点

得　点＿＿＿＿＿＿

コウモリの翼幅は、オオコウモリの1.5 m以上からブタハナコウモリのわずか15 cmまでさまざまである。半分以上の種が、音波の反響を使って獲物を捕え、夜間周辺探知をする。翼手目は哺乳類の全動物種のほぼ4分の1を占め、種数ではげっ歯類に次ぐ巨大な目である。コウモリは世界中の熱帯・温帯の生息地では一般的であるが、食物源を供給できない極地などの寒冷地にはいない。反響定位を飛行中に使うとコウモリは恐るべきハンターになる。喉頭で「チッ」という音がつくられ、鼻や口から放出され、（あれば）鼻葉で方向・照準合せが行われる。このクリック音が物体で反射されると、コウモリは敏感な耳で戻ってくるエコーを検知する。エコーを受信するまでの時間で、コウモリの飛行経路にある物体の大きさと位置がわかる。

マインドウェブ

符号化と検索を同時に助けて学習と復習の効果を高める人気のビジュアルツールにマインドウェブがある。これは、情報や単語を四角や丸で囲み、関連する言葉や概念などの情報どうしを線で結んで、中央から放射状に枝分かれさせてツリー構造にした図だ。絵を入れると視覚的要素が加わって意味記憶が楽になる。演劇を題材にした簡単な例で、好きなトピックを選んでマインドウェブを描いてみよう。

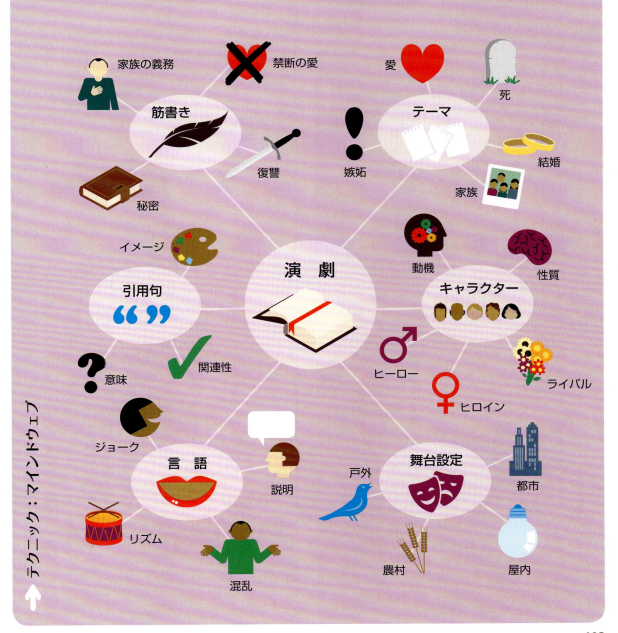

7章 試験勉強のぞみ号

視覚化はあらゆる事実の学習と記憶に役立つ。史上最長の蛇が体長5.4 mだったことは、あなたが身長1.8 mなら自分の3倍として覚えられるだろう。事実を視覚化すると想起が楽になるかどうか、確かめてみよう。

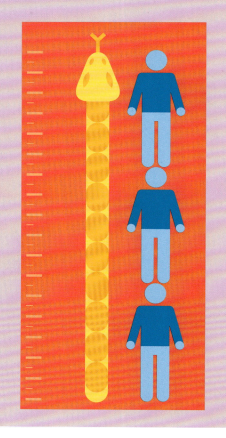

↑ テクニック：関連づけ

↑ ヒント

覚えるという行為を5回繰り返すと事実を長期記憶に永久に固定できるとされる。その真偽はともかく、最初は頻繁に、だんだん間隔をあけて定期的に復習することは間違いなく有効だ。1時間後、1日後、1週間後などというようにおさらいをしよう。

6 サイエンスフィクション

科学的事実の視覚的関連づけをして、10分後に質問に答えよう。

窒素は大気に最も多く含まれる気体である。

恐竜は **6500万年前** に絶滅した。

私たちの太陽系に最も近い恒星は **プロキシマ・ケンタウリ** である。

人間のDNAの**ほぼ 50%**はバナナと同じである。

地球上の水のうち、川や湖が占める割合は **0.007%** に満たない。

＿＿＿＿＿＿ は大気に最も多く含まれる気体である。

恐竜は ＿＿＿＿＿＿ に絶滅した。

私たちの太陽系に最も近い恒星は ＿＿＿＿＿＿ である。

人間のDNAの ＿＿＿＿＿＿ %はバナナと同じである。

地球上の水のうち、川や湖が占める割合は ＿＿＿＿＿＿ % に満たない。

1問正解につき1点

得　点 ＿＿＿＿＿＿

ボディパーツ記憶術

ペグ記憶術では、印象的なものをセットにして覚えておいて、一連のイメージ化の土台にする（p.50、62、76）。身体は、「順序」を覚えれば優れたペグになる。ここにあるペグを全部覚えれば15アイテムまで覚えられるし、ペグを増やせば、もっと長いリストでも覚えられる。オーケストラの楽器の暗記で、リストの最初にバイオリンがあれば、ここではそれを最初のペグ「頭」に結びつける。バイオリンの共鳴孔（f字孔）は髭みたいだ。下のペグリストをくまなく見たら、順番どおりに再現してみよう。

テクニック：ボディパーツ記憶術

1 頭
2 目
3 鼻
4 耳
5 口
6 顎
7 肩
8 胸
9 腕
10 肘
11 手
12 指先
13 胃
14 膝
15 足

7 戦地リスト

ボディパーツ記憶術を第二次世界大戦中のおもな戦地リストで試してみよう。リストの最初の戦いを最初のペグに結びつけ、戦地ごとにイメージをつくろう。樹木の名前を五つ言ってから、リストを再現できるかな？

1 ダンケルクの戦い
2 リバープレートの戦い
3 ブリテンの戦い
4 真珠湾攻撃
5 モスクワの戦い
6 スターリングラードの戦い
7 シンガポール陥落
8 ノルマンディー上陸
9 アーネムの戦い
10 バルジの戦い
11 ベルリンの戦い
12 珊瑚海の戦い
13 ミッドウェー海戦
14 ガダルカナルの戦い
15 フィリピン海戦

1 _____
2 _____
3 _____
4 _____
5 _____
6 _____
7 _____
8 _____
9 _____
10 _____
11 _____
12 _____
13 _____
14 _____
15 _____

正解した戦地ごとに1点
得点 _____

7章 試験勉強のぞみ号

8 歴史物

昔話の筋書きをペグにする記憶術も、意味知識と相性がいい。この場合は、覚える事実一式と場面のペグをつなぐイメージをつくればよい。「うさぎと亀」の筋書きのペグにオーストラリアの史実を結びつけよう。全部視覚化したら史実を隠し、10分後に再現しよう。

オーストラリア史	うさぎと亀
インドネシアから人が初上陸	うさぎが亀をばかにする
アボリジニ文化の進化	亀がうさぎに挑戦
ディンゴの導入	うさぎが最初リードする
ヨーロッパの探検家による発見	うさぎが昼寝をする
キャプテン・クックが探検	亀がうさぎを追い越す
シドニー植民地建設	うさぎが目を覚ます
オーストラリア周航	亀がレースに勝つ

1 _____
2 _____
3 _____
4 _____
5 _____
6 _____
7 _____

正解したできごと一つにつき 1 点
順序が正しければさらに 2 点追加　　得　点 _____

9 オペラツアー

昔話に近いけれども別のペグ記憶術がジャーニー法（p.62）だ。覚えやすい通過点をペグにして、記憶するものと結びつけたイメージをつくる。通勤ルートなどのおなじみの道を使ってモーツァルトの七つのオペラを暗記できるかな？　暗記したらリストを隠し、川の名前を五つ書いてから、順にオペラを思い出そう。

ドン・ジョヴァンニ
コジ・ファン・トゥッテ
劇場支配人
魔笛
羊飼いの王様
フィガロの結婚
エジプト王ターモス

1 _____
2 _____
3 _____
4 _____
5 _____
6 _____
7 _____

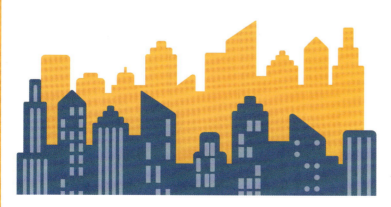

正解したオペラごとに 1 点　　得　点 _____

10 詩人コーナー

この章に出てきテクニックを一つ使って、19世紀の有名詩人たちを覚えよう。10分後にそらで全員言えるかな？

エミリー・ディキンソン
トーマス・ハーディ
ウォルト・ホイットマン
ウィルフレッド・オーウェン
ロバート・ウィリアム・サービス
ハリエット・ビーチャー・ストウ
ロバート・グレイブス

1 _____   6 _____
2 _____   7 _____
3 _____
4 _____
5 _____   正解した詩人ごとに1点
　　　　　　　　　　得　点 _____

11 群衆とギャング

別のテクニックで動物の群れを表す集合名詞を覚えよう。好きな本を5冊言ってから、全部思い出せるかな？

A gang of elks　　　　ヘラジカ・ギャング
A murder of crows　　カラスの殺人
A parliament of rooks　ミヤマガラス議会
A unkindness of ravens　ワタリガラスの不親切
A labour of moles　　モグラの労働
A pod of porpoises　　イルカの鞘
A mob of kangaroos　カンガルーの暴徒

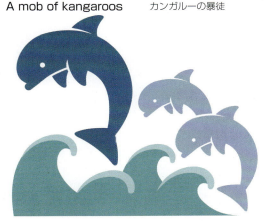

1 _____   6 _____
2 _____   7 _____
3 _____
4 _____   正解した集合名詞
　　　　　　　　　　ごとに1点
5 _____   得　点 _____

あなたの成績　**/75**

 60〜75 金メダル
あなたは細かな知識をスポンジのように吸収し、新しい情報を学習する能力に長けている。この章のヒントやテクニックを使えば、さらに効果的な学習ができるだろう。

 30〜59 銀メダル
他に比べて苦労するトピックもあれば、すごく効くと思えたテクニックもあったのではないだろうか。自分にぴったりの効果的なテクニックを見つけて使い続けよう。

 0〜29 銅メダル
あなたは新事実の学習と記憶に苦労している。この章のテクニックをおさらいしよう。符号化と検索の能力が向上し、エクササイズに再挑戦できるようになるはずだ。

 チャレンジは p.179

8章 数学あたまをめざせ
基礎計算力

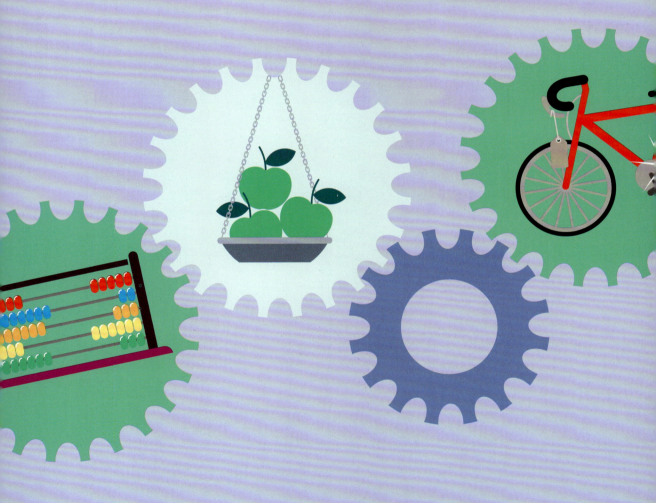

8章 数学あたまをめざせ

数学あたまをめざせ

この章は、簡単な計算や比例問題から、やさしい数学を使う「実社会」での応用問題までの基本的な数的能力を扱う。電卓を使うのは指定されたときだけにして、できるだけ暗算しよう。

問 診 票

あなたは歩く電卓のような人？ それとも計算力は悲惨なもの？
簡単なクイズであなたの数的能力のバランスを判定してみよう。

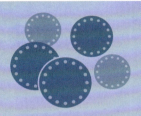

1 店で買い物をするとき、さっときっかり代金を出せる？ レジが済むまで合計がわからない？

出せる / レジを待つ
「出せる」に1点

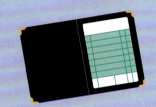

2 友だち三人と飲食代を割り勘にする。勘定書を受け取ったあなたは計算役を買って出る？ 誰かに任せる？

計算する / 誰かに任せる
「計算する」に1点

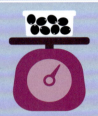

3 総菜コーナーでオリーブの量り売りをやっている。1パックの重さを聞いて代金を計算できる？

簡単 / できない
「簡単」に1点

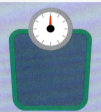

4 ポンド系ではなくkg系で体重をはかれと医者が言う。電卓を使わずに、換算係数でさっと計算できる？ 難しい？

できる / 難しい
「できる」に1点

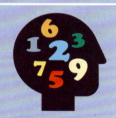

5 5個以上ある1桁の数の足し算をする。暗算する？ 筆算する？

暗算 / 筆算
「暗算」に1点

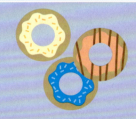

6 ドーナツが箱の中に3個だけ残っている。甘党の四人に公平に分けられる？

はい / いいえ
「はい」に1点

何点とれたかな？
0～2：あなたの基本計算力には問題がある。しょっちゅう悔しい思いをしたり、お金や金融保障で個人的に深刻な問題を抱えたりする恐れがある。この章で計算力を鍛えて自信を高めるべきだ。

3～4：あなたの基本的な数的推論能力は平均的だ。でも、計算問題で頭を鍛えて能力を伸ばせる余地が大いにある。

5～6：あなたは数学の基礎知識をお持ちだが、暗算の速さはどうだろう？ この章のエクササイズで解答速度を確かめて、能力に磨きをかけよう。

1 計算クイズ

暗算できる？

- **A** 337 ＋ 884 ＝ _____
- **B** 7206 ＋ 5997 ＝ _____
- **C** 543 － 297 ＝ _____
- **D** 11,063 － 7789 ＝ _____
- **E** 63 × 11 ＝ _____
- **F** 76 × 87 ＝ _____
- **G** 121 ÷ 11 ＝ _____
- **H** 91 ÷ 7 ＝ _____

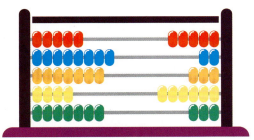

解答は p.181
1 問正解につき 1 点　　得　点 _____

2 釣り銭計算

あなたは店のレジ係だ。レジスターが壊れたので、おつりを計算してほしい。

おつり

A お客が 5.85 ポンドの電池パックを買って 10 ポンド札を出した。 _____

B お客が 2.11 ポンドのリップクリームと 85 ペンスのリンゴと 99 ペンスのハガキを買って 5 ポンド札を出した。 _____

C お客が 85 ペンスのチョコレートバーと 1.90 ポンドの水のボトルと 2.31 ポンドの新聞と 5.99 ポンドの雑誌を買って 20 ポンド札を出した。 _____

D お客が 2.31 ポンドの新聞、99 ペンスのガム、3.99 ポンドのビスケット、10.86 ポンドのワイン、1.13 ポンドのライターを買って 20 ポンド札と 30 ペンスの硬貨を出した。 _____

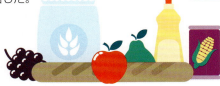

解答は p.181
1 問正解につき 1 点　　得　点 _____

3 本代の計算

本屋で買いたい本を 3 冊見つけた。持ち合せは 17.50 ポンドだけなのだが、どの本が買えて、おつりはいくらになるかな？

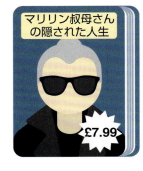

マリリン叔母さんの隠された人生
£7.99

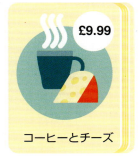

£9.99
コーヒーとチーズ

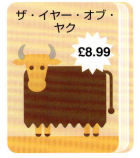

ザ・イヤー・オブ・ヤク
£8.99

答　え _____

解答は p.181
正解したら 1 点　　得　点 _____

4 ややこしいお菓子代

お菓子屋さんのカウンターの後ろに値札のついた飴の瓶が五つある。
95ペンスのお小遣いで何個まで飴を買える？

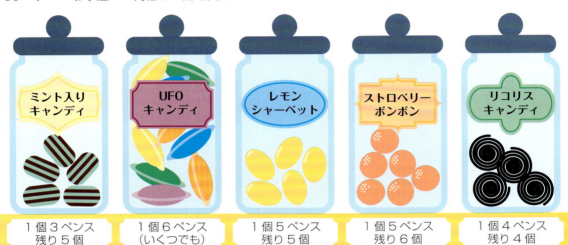

ミント入りキャンディ	UFOキャンディ	レモンシャーベット	ストロベリーボンボン	リコリスキャンディ
1個3ペンス 残り5個	1個6ペンス（いくつでも）	1個5ペンス 残り5個	1個5ペンス 残り6個	1個4ペンス 残り4個

答え ＿＿＿＿＿＿＿＿＿＿

解答は p.181　　正解したら1点　　得　点 ＿＿＿＿＿＿

5 座標がわかる？

グラフは、座標に従って2次元空間に点や線を配してつくる。横軸をX、縦軸をYとすると各点の座標はどう書ける？ X、Yの順に書こう。

A ＿＿＿＿＿＿＿＿
B ＿＿＿＿＿＿＿＿
C ＿＿＿＿＿＿＿＿
D ＿＿＿＿＿＿＿＿
E ＿＿＿＿＿＿＿＿

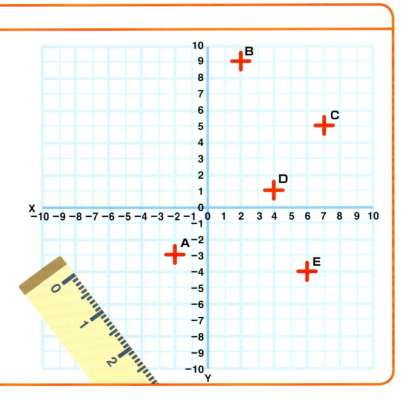

解答は p.181
5/5：1点　　得　点 ＿＿＿＿＿＿

6 お宝は金貨

王様の宝物庫に木製の箱と重い蓋付きの鋼鉄製の箱がある。王様が金貨100枚入りの袋を木製の箱から鋼鉄の箱に移したので、今、鋼鉄の箱には木製の箱の3倍の金貨が入っている。金貨は全部で2000枚ある。最初、金貨はそれぞれの箱に何枚あった？

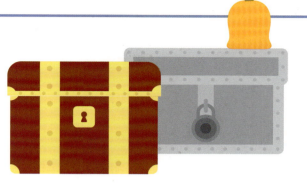

答え _____

解答は p.181　　正解したら1点　得点 _____

7 くらべっこ〈その1〉

分数を大きさ順に並べ替えよう。

3/4　　　　　　　1 _____
2/3　　　　　　　2 _____
7/8　　　　　　　3 _____
9/16　　　　　　4 _____
2/5　　　　　　　5 _____
5/15　　　　　　6 _____

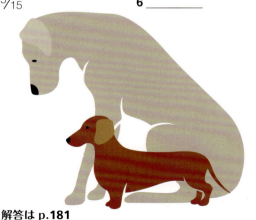

解答は p.181
6/6：1点　得点 _____

8 くらべっこ〈その2〉

分数を大きさ順に並べ替えよう。

5/8
15/32
2/3
6/10
9/12
8/15

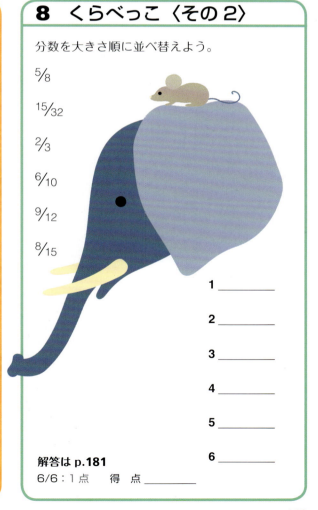

1 _____
2 _____
3 _____
4 _____
5 _____
6 _____

解答は p.181
6/6：1点　得点 _____

9 小数と分数のくらべっこ〈その1〉

大きさ順に並べ替えよう。

0.6   0.3
2/3   0.8
1/4   2/6

1 _____   4 _____

2 _____   5 _____

3 _____   6 _____

解答は p.181

6/6：1点　　得　点 _____

10 小数と分数のくらべっこ〈その2〉

大きさ順に並べ替えよう。

0.275
2/5
7/32
11/21
0.5
0.333

1 _____
2 _____
3 _____
4 _____
5 _____
6 _____

解答は p.181

6/6：1点　　得　点 _____

11 靴下パズル

デレクの靴下は格子柄と水玉柄だけ。格子柄6足につき水玉柄が9足ある勘定だ。引き出しの中にある50足のうち何足が格子柄？

答え _____

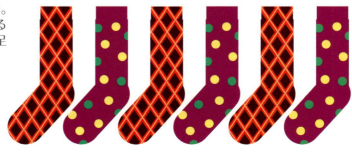

解答は p.182　　正解したら1点　　得　点 _____

12　パイを分ける

円グラフは割合を表すグラフである。下の円グラフの切片を分数で表せる？

A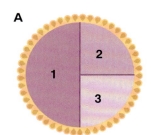

1 _____
2 _____
3 _____

B

1 _____
2 _____
3 _____
4 _____
5 _____

C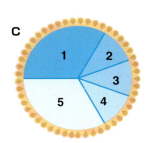

1 _____
2 _____
3 _____
4 _____
5 _____

D

1 _____
2 _____
3 _____
4 _____
5 _____
6 _____

解答は p.182

正解したグラフごとに1点　　得　点 _____

13　スターにアイラブユー

舞台から客席を見渡したあなたは、観客の何割が特別割引で見に来た学生なのかが気になった。定員160人の客席は4分の3しか埋まってない。観客のうち90人は学生だ。観客の何％が学生か？

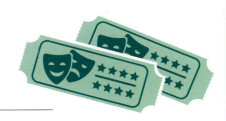

答え _____

解答は p.182

正解したら1点　　得　点 _____

14　小さな弟

ある女性の三人の息子は平均年齢が8歳で、全員10歳未満だそうだ。最年少の子は何歳の可能性がある？

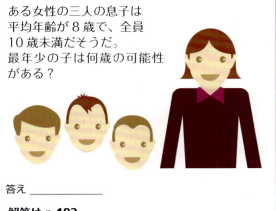

答え _____

解答は p.182

正解したら1点　　得　点 _____

8章　数学あたまをめざせ

15　チーズ・プリーズ

チーズを kg 単位で量り売りする店がある。
代金を計算できる？

A 200 g のロックフォール
　　 750 g のグリュイエール　_____

B 750 g のエダム
　　 500 g のロックフォール
　　 250 g のブリー　_____

C 250 g のカマンベール
　　 400 g のロックフォール
　　 750 g のグリュイエール
　　 150 g のエダム　_____

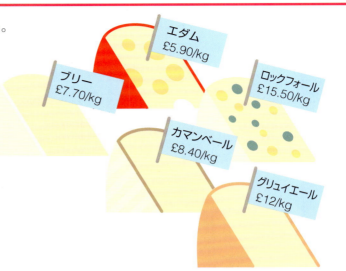

エダム £5.90/kg
ブリー £7.70/kg
ロックフォール £15.50/kg
カマンベール £8.40/kg
グリュイエール £12/kg

解答は p.182

1問正解につき1点　得点 _____

16　ヘンリーの猫

ヘンリーは猫より4歳年上だ。
8年前のヘンリーは猫の2倍の年齢だった。
ヘンリーは何歳？

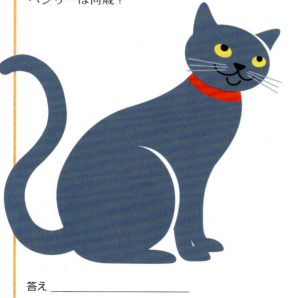

答え _____
解答は p.182
正解したら1点　得点 _____

17　内訳わかる？

5、10、20 という額面の紙幣があるとする。財布の中にある紙幣の枚数と合計額がわかっているとき、最低額面の紙幣はどれだろう？

	紙幣の枚数	合計額	最低額面の紙幣
A	3	40	_____
B	4	40	_____
C	4	50	_____
D	5	60	_____

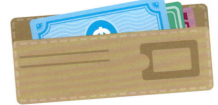

解答は p.182
1問正解につき1点　得点 _____

18　今何時？〈その1〉

数を表すときに基にする一続きの数を基数という。普通は 10 を基数として 0 から 9 の数字を各桁に使ってものを数える。10 は 10 が 1 個で 1 の位は 0 個、210 は 100 が 2 個で 10 が 1 個で 1 の位は 0 個ということである。時刻も基数を使っている。時間の基数は 12 で、分と秒の基数は 60 だ。12 を基数にして練習しよう。

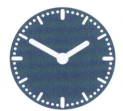

A　17 時間後は午前 2 時だ。今何時？

答え _____

B　16 時間後になると、午前 9 時の予定に 8 時間遅れる。今何時？

答え _____

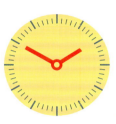

C　ストックホルムはシンガポールと －7 時間時差がある。今シンガポールが午前 11 時だとすると、16 時間後のストックホルムは何時？

答え _____

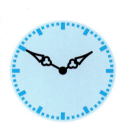

D　メルボルンとニューヨークの時差は ＋16 時間、ニューヨークとロンドンの時差は －5 時間だ。エリックはメルボルンを現地時間の午後 4 時に発ってロンドンに向かう。着陸時刻はニューヨーク時間の腕時計で午後 1 時。飛行時間は何時間で、現地時間は何時？

答え _____

解答は p.182
1 問正解につき 1 点　　得　点 _____

19　今何時？〈その2〉

分の基数 60 を使ってみよう。

A　あなたは 10 km を 1 時間 12 分で走り、仲間は 24 分前に走り終えていた。二人ともスタート時刻は午前 10 時 11 分だった。仲間がゴールした時刻は何時？

答え _____

B　あなたは約束に遅れている。バスは 6 分遅れていて、約束の時間を 17 分すぎている。到着まであと 18 分かかる。現在時刻は午前 9 時 36 分。約束を果たせるのは何時になる？

答え _____

C　現在、時刻は午後 4 時 48 分。夕食をオーブンで 90 分調理している間に、等間隔で 2 回、ようすを見る必要がある。確認時刻は何時？

答え _____

D　映画「時間と分」の上映開始時刻はヴィレッジシネマが午後 7 時 13 分、シティシネマが午後 7 時 37 分だ。駅まで歩く 7 分に加え、シティシネマまで 12 分、ヴィレッジシネマまで 21 分かかる。今は午後 6 時 41 分だ。どちらに先に着ける？

答え _____

解答は p.182
1 問正解につき 1 点　　得　点 _____

8章　数学あたまをめざせ

20　欠　番

欠けている数字は何だろう？

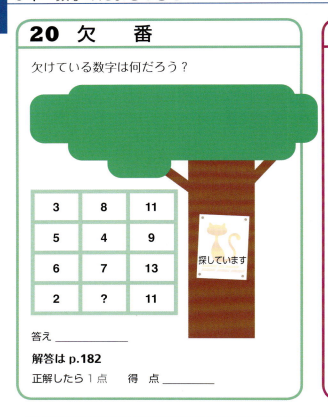

3	8	11
5	4	9
6	7	13
2	?	11

答え _____

解答は p.182

正解したら1点　　得　点 _____

21　通貨両替マシン

4週間で4か国を回るので、通貨の両替が必要だ。下の為替レートを使って、電卓なしで全部換算しよう。

1 ドル ＝ 0.5 ポンド
1 ポンド ＝ 1.25 ユーロ
1.25 ユーロ ＝ 100 円
1 円 ＝ 0.02 ドル

A　400 ポンドは何ドル？ _____
B　250 ユーロは何ポンド？ _____
C　1250 円は何ポンド？ _____
D　400 ドルは何ユーロ？ _____
E　250 ポンドは何円？ _____

解答は p.182

1問正解につき2点　　得　点 _____

22　度量衡換算

メートル法は暗算が楽だが、英国単位系は難しいかもしれない。
電卓を使って換算できる？

覚えよう！
1 kg = 2.2 ポンド　　　1 インチ ＝ 2.54 cm
1 m = 1.0936 ヤード　　1 オンス ＝ 28.35 g
1 フィート = 30.5 cm　　1 ストーン ＝ 14 ポンド

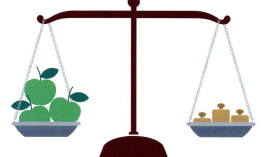

A　1 ストーンは何 kg？ _____
B　1 m は何インチ？ _____
C　1 m は何フィート？ _____
D　1 ヤードは何 m？ _____
E　1 ヤードは何フィート？ _____
F　1 kg は何オンス？ _____
G　1 ポンドは何オンス？ _____
H　1 ストーンは何オンス？ _____

解答は p.182　　1問正解につき1点　　得　点 _____

数的能力を鍛える

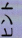
暗算力を伸ばす方法のひとつは練習を重ねることだ。絶対に電卓を使わず暗算すること。ややこしい計算問題（756を42で割るなど）を自作して筆算なしで答えるのも手だ。

23　どちらがお買い得？

新しい自転車を探していたら、二つの店が同じモデルを違う値段で売り出していた。200ポンドで買いたいと言ったら、最初の店は差額を二分して言い値と元値の中間の値段で売るという。二つめの店は元値から20％引きプラス10ポンド引きだという。最初の提示価格の合計が750ポンドで最終提示価格の合計が570ポンドだったら、どちらの店が安い？

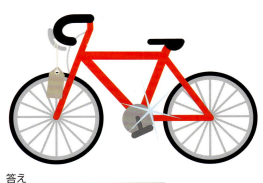

答え _____

解答は p.182

正解したら1点　　得　点 _____

24　DJバトル

ウィルとマイルズにパーティーのDJを頼んだ。15曲入りのアルバムを1枚だけ使う。ウィルはトラック4から2トラックずつ飛ばしてかけるプレイリスト、マイルズはアルバムの最後から4トラックずつかけるプレイリストを使う。どちらも4トラックで、トラック番号の和はマイルズのほうがウィルより6小さい。二人とも使うトラックは何番？

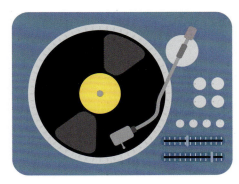

答え _____

解答は p.182

正解したら1点　　得　点 _____

あなたの成績　　**/70**

 60〜70 金メダル
あなたは優れた暗算力をお持ちだ。次の章に進んで、さらに高度な数的推論パズルに挑戦し、どこまでやれるか確かめよう。

 30〜59 銀メダル
あなたはかなりの計算上手だが、苦労した難問もあったのではないだろうか。必要なら紙とペンと電卓を使って再挑戦しよう。解き方がわかればほとんど解けたも同然の問題も往々にしてある。そうなればあとは単なる暗算問題だ。

 0〜29 銅メダル
数的推論はしんどいかもしれないが、数字を見ただけでくらくらするようではいけない。チャレンジにトライして暗算を練習してからこの章に戻り、もう一度エクササイズをやろう。

 チャレンジは p.179

9章
数学怖いの正体
上級計算力

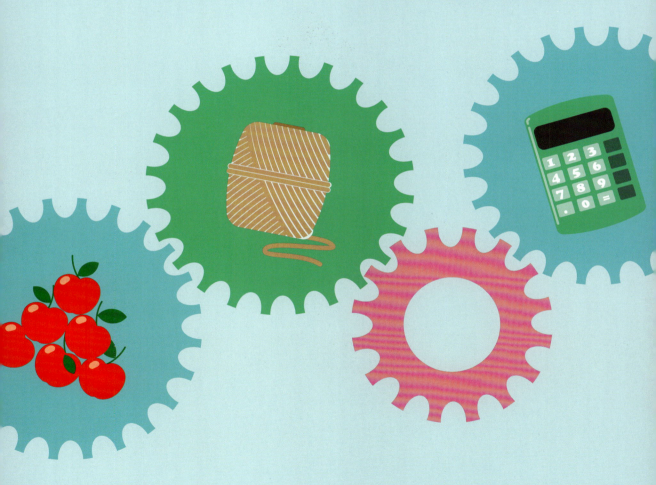

9章 数学怖いの正体

数学怖いの正体

数学不安を抱えている人は少なくないが、ここにあるパズルは今までと同じ論法や考え方で解けるので、解いて自信をつけよう。そうすれば数学不安は克服できる。

問診票

簡単なクイズであなたの数学意欲を判定してみよう。

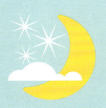

1 あなたは今、夜間講座の受講を検討中だ。興味をそそる講座があるのだが、統計学が少し入っている。それでも受講する？ 他を探す？

受講する / やめておく
「受講する」に1点

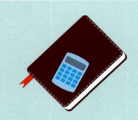

2 やりくりに苦労している友だちが出納帳を見てくれと言ってきた。引き受ける？ 躊躇する？

引き受ける / 躊躇する
「引き受ける」に1点

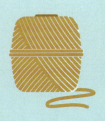

3 チーム結成ワークで、糸と電卓を使って木の高さをはかる。率先してやる？ 他のメンバーの立候補を待つ？

率先する / 誰かに頼む
「率先する」に1点

4 12歳の甥が数学の宿題を教えてと言う。見てあげる？ 恐ろしさのあまり降参する？

見てあげる / 降参する
「見てあげる」に1点

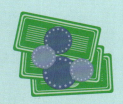

5 所属組織の会計係を頼まれた。引き受ける？ とっとと逃げ出す？

引き受ける / 逃げ出す
「引き受ける」に1点

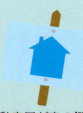

6 不動産屋が家の鑑定にやってきて、坪数を平方メートルにしてくれと言う。うまく換算できる？ できない？

できる / できない
「できる」に1点

何点とれたかな？

0～2：あなたは重症の数学恐怖症であるらしい。この章の少なくとも最初のいくつかのエクササイズにはトライしよう。数的推論の練習をすればするほど、難しい問題に取り組む自信をつけられる。

3～4：あなたは数学恐怖症だ。この章のエクササイズで、試験に耐える能力をつけよう。

5～6：あなたにとっては数学など恐るるに足らず。この章のエクササイズで勇気を試し、最高の難問を解けるかどうか確かめよう。

計算力を鍛える

1 電卓危うし

電卓の演算キー（＋、－、×、÷）が消えてしまった。新品を買いにいけないので、A、B、C、Dのラベルをつけて計算し、消えたキーと演算子の対応を調べたらこうなった。

4（**A**）3 は 6（**B**）6 と同じ
2（**C**）2 は 4 になる
2（**D**）2 も 4 になる
5（**C**）7 は 8（**D**）2 より小さい

どのキーがどの演算？

A ＿＿＿＿
B ＿＿＿＿
C ＿＿＿＿
D ＿＿＿＿

解答は p.182

全部正解で1点　　得点 ＿＿＿＿＿

2 素敵な時間

1、3、5、7、11 など、1 と自分自身以外の数では割れない数を素数という。
11 の後の素数を 10 個言える？

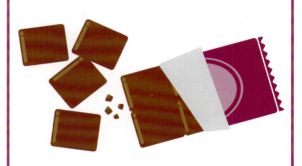

素　数 ＿＿＿＿＿＿＿＿＿＿＿＿＿＿＿＿

解答は p.182

全部正解で3点　　得点 ＿＿＿＿＿

3 秘密クラブ

ここにある数字には素数を使った共通点があるが、何だろう？

25
35
51
77
119
143

答え ＿＿＿＿＿＿＿＿＿＿＿＿＿＿＿＿

解答は p.182

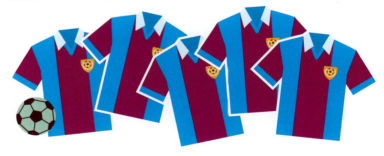

正解したら1点　　得点 ＿＿＿＿＿

> **ヒント**
> 新聞や雑誌の数字パズルをやってみよう。厳密には、数独やカックロなどは、数字を使ってはいるが実は記号でもかまわないので、数的推論ではなく論理的推論のパズルなのだが、サイドバイサイドパズルや暗号解読パズルのような数的能力を鍛える数字パズルもある。

9章　数学怖いの正体

4　均すといくら？

八百屋で働くあなたはリンゴを木箱で配達している。箱の中のリンゴの重さを平均したい。ラベルの情報だけを使って、うまく計算できるかな？

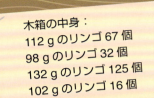

木箱の中身：
112 g のリンゴ 67 個
98 g のリンゴ 32 個
132 g のリンゴ 125 個
102 g のリンゴ 16 個

答え _____

解答は p.182

正解したら 2 点　　得　点 _____

5　数の三角形〈その1〉

最初の三角形の外側に書いてある三つの数字を使って、中央の数になる式をつくろう。その式を使って、3番目の三角形の数字を入れてほしい。

三角形1: 頂点 8、底辺左 7、底辺右 14、中央 70
三角形2: 頂点 9、底辺左 7、底辺右 11、中央 74
三角形3: 頂点 7、底辺左 7、底辺右 ?、中央 65

答え _____

解答は p.182

正解したら 1 点　　得　点 _____

6　数の三角形〈その2〉

どんな数が入る？

解答は p.182

三角形1: 頂点 9、底辺左 4、底辺右 3、中央 12
三角形2: 頂点 5、底辺左 8、底辺右 4、中央 10
三角形3: 頂点 8、底辺左 3、底辺右 6、中央 ?

答え _____

正解したら 2 点　　得　点 _____

計算力を鍛える

7 数の十字形〈その1〉

どんな数が入る？　　　　　　　　　　　　　　　　　　解答は p.183

答え _____　　正解したら2点　得点 _____

8 数の十字形〈その2〉

どんな数が入る？　　　　　　　　　　　　　　　　　　解答は p.183

答え _____　　正解したら3点　得点 _____

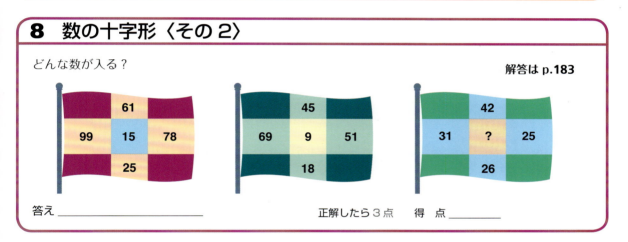

9 数の五角形

どんな数が入る？

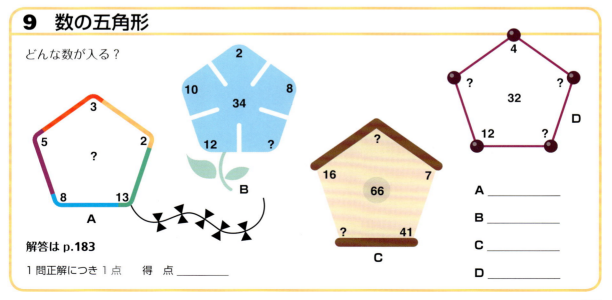

A _____
B _____
C _____
D _____

解答は p.183
1問正解につき1点　得点 _____

10　数の四角形

どんな数が入る？

答え _____

解答は p.183

正解したら 2 点

得　点 _____

11　天使も怖がる隅角

「三角形の内角の和は180°」は幾何学の基本法則だ。角度の一つが90°である直角三角形もすぐに見分けがつく。この情報で武装し、ここにある三角形の角度を求めよう。
絵は正確ではないので気をつけて。

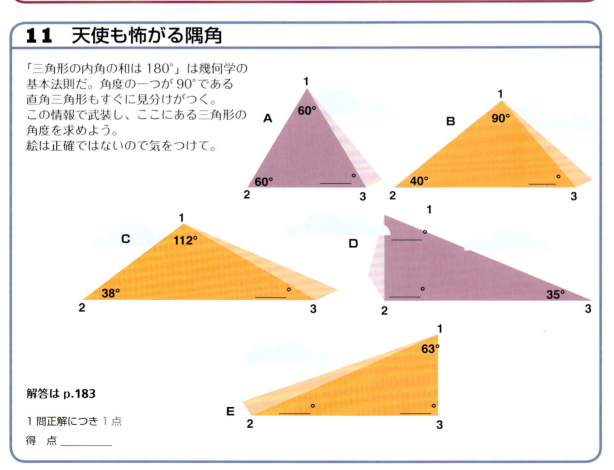

解答は p.183

1問正解につき1点

得　点 _____

12 その辺で

平面図形の面積を求める式がある。
ここにある図形の面積と体積を計算しよう。
円周率 $\pi = 3.14$ とする。

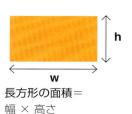

長方形の面積＝
幅 × 高さ

三角形の面積＝
½ × 底辺 × 高さ

円の面積＝
$\pi \times$ (半径)²
円周＝
$2 \times \pi \times$ 半径

A
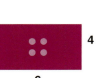
4
6
この長方形の面積は？

B
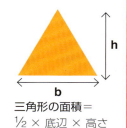
6
3
この三角形の面積は？

C
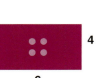
5
この長方形の面積は20だ。高さはいくら？

D
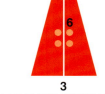
4
三角形の面積は8だ。高さはいくら？

E
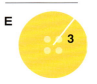
3
この円の面積と円周は？

F
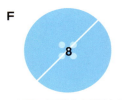
8
この円の面積と円周は？

解答は p.183
1問正解につき1点　得点 _____

13 床面積

不動産業者としての初仕事がバンガローの測量になった。フロアマップを使って家屋の総面積を出せるかな？
1マスは 0.5 m² である。

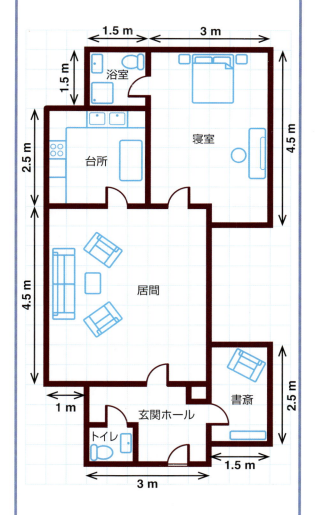

答え _____

解答は p.183
正解したら2点　得点 _____

9章　数学怖いの正体

14　代数にご注意

代数は見かけほど難しいものではなく、あなたはふだんからそれと知らずに代数を使っている。ここにある簡単な式の「a」は何だろう？

A　3.50 ポンドで 7 個リンゴを買った。リンゴ 1 個の値段は？　$a \times 7 = 350$ ＿＿＿＿＿

B　デザイナーの話では、生地が 3 ロールあれば、2 m² の肘掛けいすを 9 脚つくれるそうだ。1 ロールは何 m²？　$3a \div 9 = 2$ ＿＿＿＿＿

C　動物愛護の慈善活動で、スラペットさんが缶詰のキャットフードを 4 箱、ラウンデルさんが 3 箱寄付した。キャットフードは 21 缶集まった。何缶入りの箱だった？　$4a + 3a = 21$ ＿＿＿＿＿

D　昨晩、同じ人数の漁師を乗せて漁船が 5 隻出港した。翌朝、全員帰ってはきたが、戻った船は 3 隻だけで、後ですぶぬれの漁師が 10 人帰り着いた。漁船に何人ずつ乗り込んだのだろう？
$5a = 10 + 3a$ ＿＿＿＿＿

E　ガムの箱が 3 個ある。箱の中のガムの数は、48 をその数で割った商と同じだ。1 箱は何枚入り？
$3a = 48 \div a$ ＿＿＿＿＿

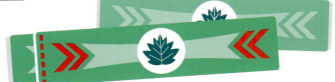

解答は p.183

1 問正解につき 1 点　　得　点 ＿＿＿＿＿

15　グラフにしよう

代数はグラフを描くときに重宝する。実生活のシナリオもグラフにできる。あるものが別のものに対応して変わる状況を数字で表すことができればグラフを描ける。x = y という代数方程式は、x 軸で 1 進んだら y 軸でも 1 進むということだ（下のグラフ）。グラフ用紙を使って、ここにある簡単な方程式が示しているシナリオを表す線を描いてみよう。

グラフ 1：急な丘をサイクリングしている。2 m 走ると 1 m 登る。丘の傾斜を表すグラフを描こう。$x = 2y$

グラフ 2：1 ガロンで 2 マイル走る不経済車がある。y 軸に距離、x 軸に燃料のガロン数をとって、走る距離による累積燃料消費量 $2x = y$ のグラフを描こう。

グラフ 3：あなたには 2 歳年上のお兄さんがいる。あなたの歳を x 軸にして、お兄さんの歳をグラフにしよう。$y = x + 2$

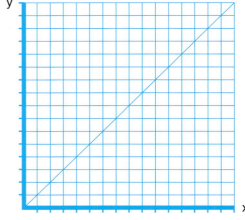

解答は p.183

正しいグラフ一つにつき 1 点　　得　点 ＿＿＿＿＿

計算力を鍛える

16　習熟曲線

曲線グラフも簡単な代数方程式で表せる。x軸に正方形のカーペットの幅、y軸に面積をとった $y = x^2$ のグラフを描く場合、x座標の幅が倍になれば、y座標の面積はその2乗分増える。
下の曲線グラフは方程式 $y = x^2$ を表している。

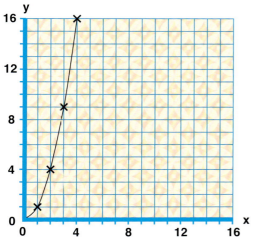

では、x軸に正方形の部屋の面積をとり、y軸に部屋の広さをとった
$y = x^2 - 2$
のグラフを描き加えてみよう。

解答は p.183　　正しく描けたら2点　　得　点 _____

> こうした代数や幾何学のトピックは自分とは無縁だと感じている人は、ちょっぴり基本を見直す必要がありそうだ。基礎から高等数学まで、気軽で魅力的なやり直し方を教えてくれて、難しい計算にたじろぐことなく取り組める自信がつく、優れたウェブサイトがたくさんある。

あなたの成績	/50	40～50 金メダル	20～39 銀メダル	0～19 銅メダル
		あなたは優れた数学力をお持ちだが、満点をとれただろうか？ 間違えたのなら、どこで間違ったのかわかるかな？	あなたは楽しく問題を解いたが、復習すれば数学力を伸ばせるはずだ。間違えた問題をもう一度やろう。	あなたはあまり自信がないので、解こうとしなかったり簡単にあきらめたりしたエクササイズもあったのでは？ 全問解答できるまでこの章のパズルにトライし続けよう。

 チャレンジは p.179

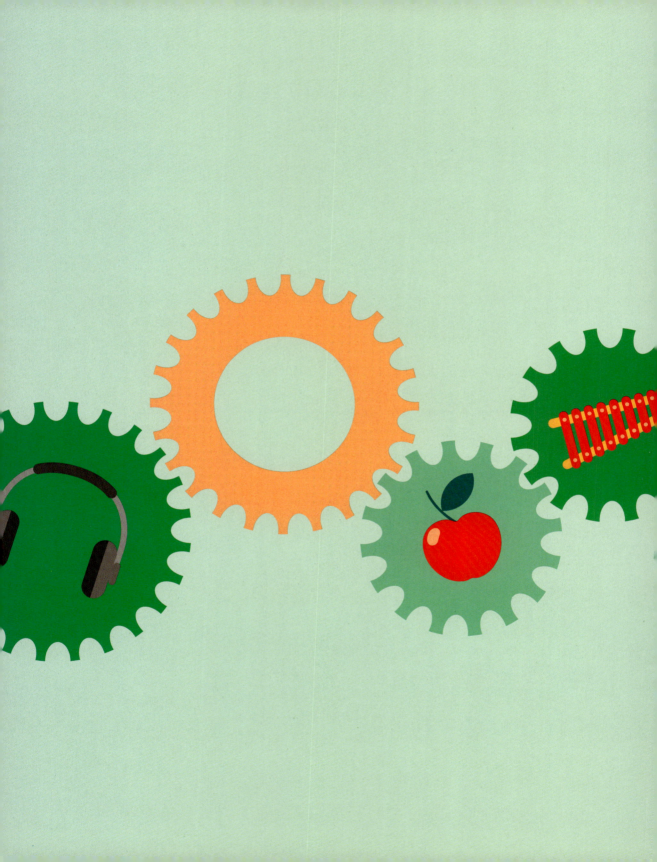

10章
言の葉さらさら
言語能力

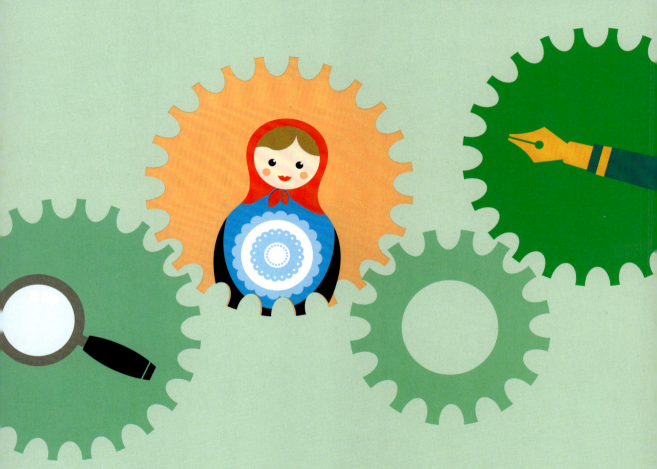

10章 言の葉さらさら

言の葉さらさら

言語能力、言語的知能とは、単語や言語を使い理解する能力のことだ。
この能力は語彙の広さなどの言語知識とその応用力が結びついて生まれる。

問診票

簡単なクイズであなたの言語能力を評価してみよう。

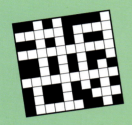

1 新聞を読んでいたらクロスワード欄にきた。やってみる？ 読み飛ばす？

やってみる / 読み飛ばす
「やってみる」に1点

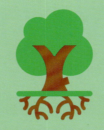

2 知らない単語に出合ったとき、文脈や語幹から意味を推測できる？

たいていできる / めったにできない
「たいていできる」に1点

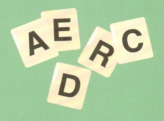

3 スクラブルとテトリス、するならどちら？

スクラブル / テトリス
「スクラブル」に1点

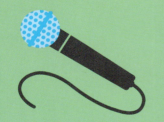

4 家族についてのスピーチをする。うまく話せる自信はある？ 心許ない？

自信がある / 心許ない
「自信がある」に1点

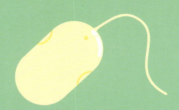

5 コンピュータのスペルチェック機能を無効にしてもやっていける？

大丈夫 / だめ
「大丈夫」に1点

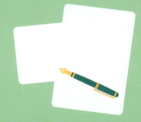

6 家の誰かが苦情の手紙を書かなければならないとしたら、誰がそれをする？

あなた / 他の誰か
「あなた」に1点

何点とれたかな？
0～2：あなたは言語能力に自信がほとんどないか皆無だ。この章のエクササイズで言語能力を検査して、言語スキルを徹底的に鍛えよう。
3～4：あなたの言語能力は悪くないけれど、鍛えるべきところがある。エクササイズをやって強化すべきところを見つけよう。
5～6：あなたは雄弁で読み書き能力に優れているが、言語能力と知識は常に向上させられる。この章のエクササイズを使って自己評価し能力を磨こう。

言語能力を鍛える

1 五十音順リスト

ここにある10語を30秒で五十音順に並べ替え、単語の横に番号を書こう。

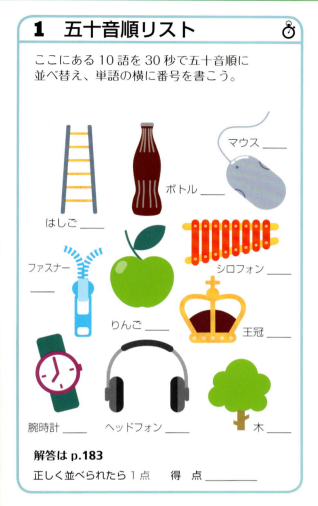

解答は p.183
正しく並べられたら1点　　得　点 ＿＿＿＿＿

2 アルファベット順リスト

かなり難しいアルファベット順の並べ替え。30秒で10語をアルファベット順に並べ替え、順位を書こう。

___ seduction　　　___ sedan
___ sedation　　　___ sedentary
___ sedimentation　___ sedimentary
___ sedulous　　　___ sedative
___ seditious　　　___ seductive

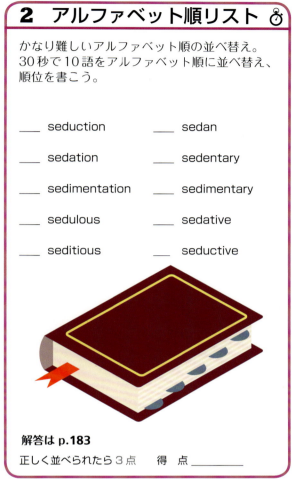

解答は p.183
正しく並べられたら3点　　得　点 ＿＿＿＿＿

3 穴埋め問題

話の筋が通るように、右欄から単語を選んで空欄に入れよう。

かまわず、　守っていた。　振りかざした。
わめきたてた。　しかし　やってきて

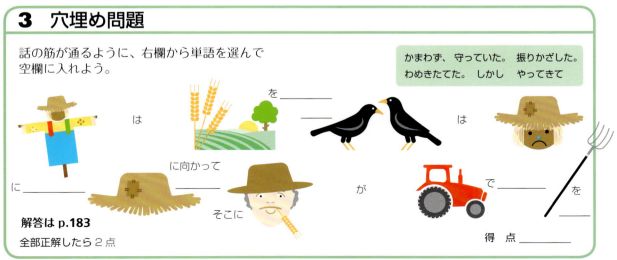

解答は p.183
全部正解したら2点

得　点 ＿＿＿＿＿

133

10章　言の葉さらさら

4 類義語

意味が同じか近い言葉を類義語という。各単語リストで一番意味の近い二つを丸で囲もう。

A

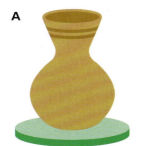

専門的な
無能な
巧みな
巧妙な
円熟した

B

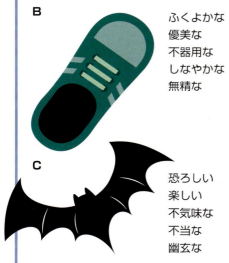

ふくよかな
優美な
不器用な
しなやかな
無精な

C

恐ろしい
楽しい
不気味な
不当な
幽玄な

D

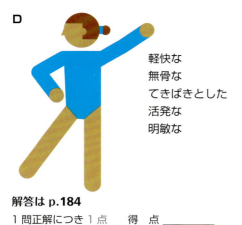

軽快な
無骨な
てきぱきとした
活発な
明敏な

解答は p.184
1問正解につき1点　得点 _____

5 類義語の推理

最も適切なものを丸で囲もう。

A

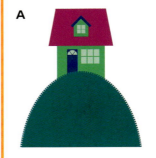

孤独−孤立
ごまかし−

悪意
偽り
器用
誤り

B

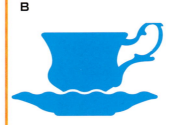

堅牢な−丈夫な
脆い−

重い
益のない
現実的でない
壊れやすい

C

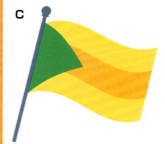

旗−ペナント
合図する−

手を振る
信号を送る
驚く
無視する

D

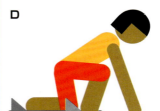

油断がない−
構えができた
ごまかしがない−

さらけ出し
用心深い
清廉な
茶番

解答は p.184
1問正解につき1点　得点 _____

言語能力を鍛える

6 対義語

意味が逆の言葉を対義語という。意味がまったく逆の二つを丸で囲もう。

A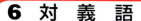
問いただす
支持する
質問する
問い合わせる
否定する

B 幼稚な
ピリッとした
若々しい
成熟した
分別のある

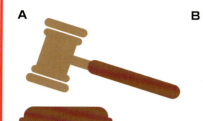

C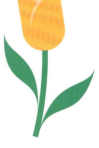
攻撃する
実行する
忙しい
早める
妨げる

D 新鮮な
変化に富む
自然な
単調な
野生の

解答は p.184　　　　　　　　　　　　　　1問正解につき1点　　得　点 ＿＿＿＿

7 対義語の推理

最も適切なものを丸で囲もう。

A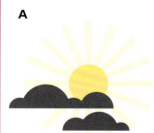
興奮−退屈
くすみ−
無個性
輝き
栄光
うんざり

B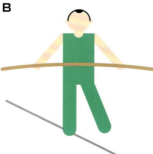
不安定な−安定した
品のある−
本物の
率直な
慎みのない
公平な

C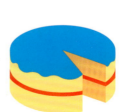
飾る−控える
固める−
修正する
緩める
付ける
壊す

D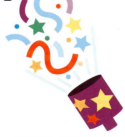
明朗な−根暗な
勇敢な−
内気な
決然とした
向こう見ずな
有名な

解答は p.184　　　　　　　　　　　　　　1問正解につき1点　　得　点 ＿＿＿＿

135

10章　言の葉さらさら

8　字数カウント

文字についている数の合計が指示された数になる英単語をつくろう。同じ字を何度使ってもいい。

A　16　_____

B　23　_____

C　17　_____

D　8　_____

A_1 E_1 O_1 U_2 N_2

S_2 R_2 T_2 D_3 C_3

B_3 F_3 M_3 L_3 Y_4

P_4 H_4 Q_7 J_7 X_{10}

解答は p.184

単語をつくれた問題ごとに2点　　得　点 _____

9　踏み石パズル

12文字の英単語を探しあてよう。開始文字を探し、縦か横の隣の文字に順に移動すると見つけられる。斜めには行けず、一度に1文字だけ移動できる。欠けている字は推理しよう。

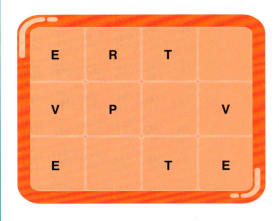

答え _____

解答は p.184

正解したら1点　　得　点 _____

10　違うのはどれ？

A　他と違っている文字グループはどれか？

INGTRAIN
ILEMOB
FULSIN
PLAINFAST
MEALWHOLE

答え _____

B　他と違っている文字グループはどれか？

DHIP
DTAIR
OTAMINA
LMUDGE
YRINGE

答え _____

解答は p.184

1問正解につき1点　　得　点 _____

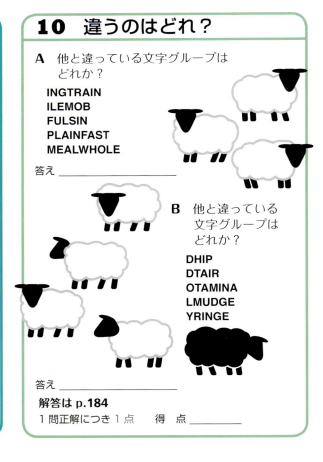

11 ストループテスト

ストループテストは、知覚と言語能力の協調度をはかる愉快な言語テストだ。無意識下の処理が意識下の処理を妨げ圧倒してしまいさえするようすがわかる。この絵具箱の色名には別の色がついている。色名の色をできるだけ速く声に出して言おう。この例のように、着色された色など、書かれていることとは別のことを考えて言おうとしても、無意識下で言葉の意味を処理する脳部位が作動する。

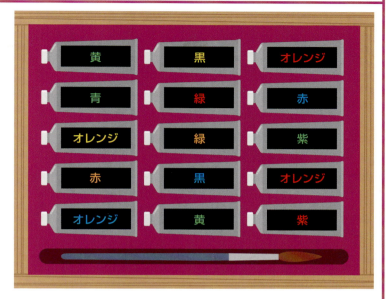

10 秒以内 3 点　10～15 秒 2 点　15～20 秒 1 点　　得　点 _____

12 逆さま読み

文章の逆さ読みは文字や単語の認識能力を伸ばすのにもってこいの方法で、言語能力向上エクササイズとして有効だ。本をひっくり返さずに右の一節を黙読しよう。その後、そらで問いに答えよう。

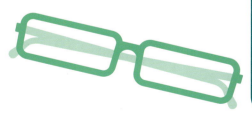

ルーヴル美術館の歴史は中世に遡る。最初は、ヴァイキングの襲撃から守るためだ。1190 年にフィリップ・オーギュストが要塞として建築したが、フランソワ 1 世の治世にその要人たちが城館は壊された。王が建物をルネッサンス様式に建て替えさせる。その後、多くの王や皇帝が増築し拡張していった。1793 年に美術館として公開された。ガラスのピラミッドは I. M. ペイが設計し 1989 年である。

A　ルーヴル美術館の本来の目的は何だった？　　_____

B　建物をルネサンス様式にした王は誰だった？　　_____

C　ガラスのピラミッドの設計者は誰だった？　　_____

解答は p.184　　　　　　　　　　　1 問正解につき 1 点　　得　点 _____

10章　言の葉さらさら

13　言葉のはしご

はしごの下の言葉からてっぺんの言葉まで、一度に1文字ずつ変更して、実在する言葉でつなげよう。たとえば、活動（かつどう）→かんどう（感動）→かんとう（完投）→かんとく（監督）→じんとく（人徳）というようにする。はしごを登るのにかかった時間をはかろう。

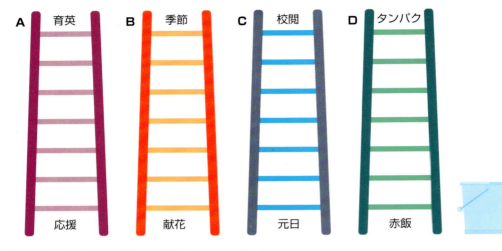

A　育英 / 応援
B　季節 / 献花
C　校閲 / 元日
D　タンパク / 赤飯

各問題30秒以内2点　各問題40秒以内1点　　得　点 ＿＿＿＿＿＿

14　語中の語

単語の中の文字を3個以上使った単語を、5分以内でいくつつくれるかな？

professional（専門的な）

creationism（天地創造説）

illustrated（図解入りの）

admittance（入場許可）

peregrination（遍歴）

rhetorical（修辞上の）

つくれた単語数 ＿＿＿＿＿＿

10語以上3点　6～9語以上2点
5語以上1点　　得　点 ＿＿＿＿＿＿

語彙をどんどん増やすには、毎日必ず新しい単語を一つ以上覚えるといい。新しい単語に出合ったら、必ず調べて、できるだけ頻繁に文中で使うようにすると、記憶にしっかり定着しやすい。

言語能力を鍛える

15 フルーツサラダ

果実名のアナグラムになっていないのはどれか？ 全部解読して、一つだけ違っているものを見つけよう。

A ANA BAN
B FARE PIG RUT
C A CRUEL WOLF I
D EARN MET OWL
E TRACK CAN BLUR
F PLAIN PEEP
G ELECT MEN IN

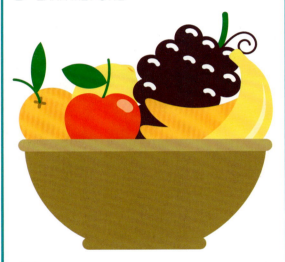

答え _____

解答は p.184
1 問正解につき 1 点
他と違うものがわかったらさらに 1 点
得 点 _____

16 アナグラム探偵

手がかりの絵を使って、
3 分以内に全部解読しよう。

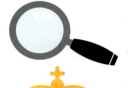 A HUSTLE
_____

 B MAN CRY OH
_____

 C OBOE KNOT
_____

 D GIRLIE NO
_____

 E EMU RIP
_____

 F OVEN IN TIN
_____

解答は p.184
1 問正解につき 1 点   得 点 _____

あなたの成績 /70

 60〜70 金メダル
あなたの言語能力は素晴らしい。単語ゲームやパズルを自作してみよう。そうすることで言語能力を磨き続けることができる。

 30〜59 銀メダル
あなたは成績優秀だが、前に戻って、できなかったエクササイズを確認しよう。あなたが鍛えるべきはそこである。

 0〜29 銅メダル
あなたは言語能力を鍛える必要がある。続きを読んで定期的に単語ゲームをやり、言語能力の自己改善プログラムにどんどんいそしもう。後でこの章に戻ってきて、エクササイズに再挑戦しよう。

 チャレンジは p.179

11章
幾何空間の歩き方
視空間能力

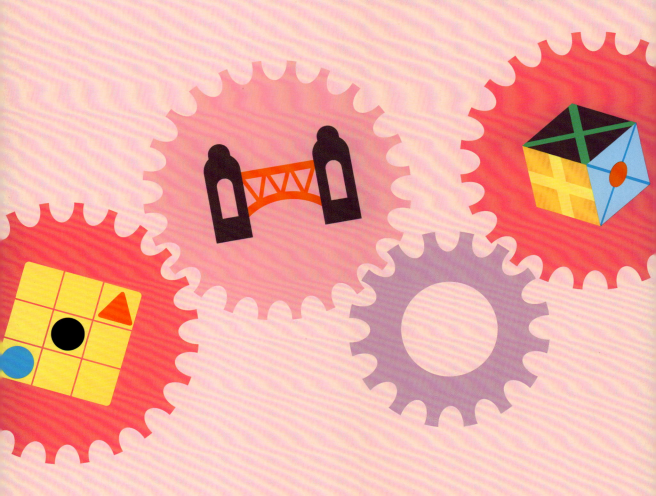

11章　幾何空間の歩き方

幾何空間の歩き方

視覚空間的知能すなわち視空間能力は、現実の世界でのものの形状や距離や角度を考えるときに使う知的能力である。食器棚に缶をしまったり、テトリスのようなゲームをしたりするときに使う能力だ。

問 診 票

簡単なクイズであなたの視空間感覚を評価してみよう。

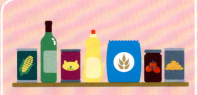

1 いろいろな形の食器を食器棚にきちんとしまえる？ 次に扉を開けたときに落ちてこないことを祈る？

収納できる / 落ちないことを祈る
「収納できる」に１点

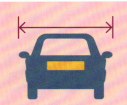

2 車の運転中、車幅ぎりぎりの狭い道にきた。リスクを承知で進入する？ 別ルートを探す？

進入する / 避ける
「進入する」に１点

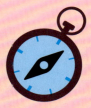

3 地図を使って道を探すとき、地図の向きを通りに合わせる？ 頭の中で回転できる？

地図の向きを変える / 頭の中で回転する
「頭の中で回転する」に１点

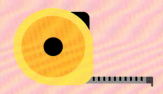

4 新しいカーペットを注文しに行った店で、居間のだいたいの広さを聞かれた。推量で答える？ 巻尺が要る？

推量する / はかる
「推量する」に１点

5 ハイキング仲間が地図を広げて場所を確認し、畳んでくれと言ってあなたに手渡した。このあと地図はきちんと畳まれる？ 乱暴に畳まれる？

きちんと畳まれる / 乱暴に畳まれる
「きちんと畳まれる」に１点

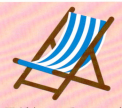

6 陽が出ているので、あなたはデッキチェアを出す。チェアを難なく広げられる？ 怒ったアナコンダみたいな姿でチェアと格闘することになる？

難なく広げられる / 格闘になる
「難なく広げられる」に１点

何点とれたかな？
0〜2：あなたは視空間能力で少し苦労しているようだ。エクササイズを全部やって能力を向上させよう。
3〜4：あなたは平均的な視覚空間的知能をお持ちだが、自信がないときもある。この章のエクササイズで視空間能力を試し、できることを証明しよう。
5〜6：あなたは鋭い視空間感覚の持ち主だ。能力を試し、章末まですいすい解けるかどうかを確かめよう。

視 空 間 能 力

1 どこが違う？

下の2枚の絵は一見そっくりだが、実は違うところが六つある。
全部わかるまでにどのくらいかかるかな？

解答は p.184

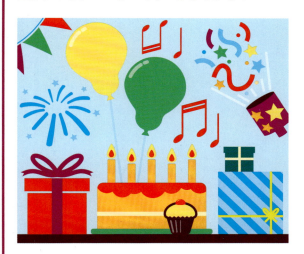 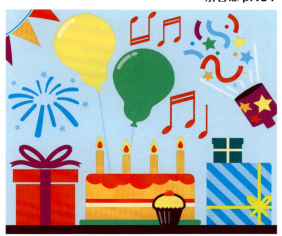

1分以内 3点、2分以内 2点、2分以上 1点　　得　点 ＿＿＿＿＿＿＿＿

2 フロアプランナー

じゅうたんを敷く新しい仕事が入った。1マスの各辺が 0.5 m であった場合、
じゅうたんは全部で何 m^2 必要？　ホールと階段には敷かない。

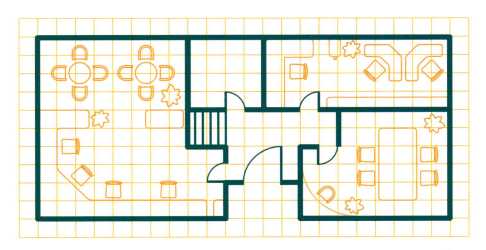

答え ＿＿＿＿＿＿＿＿＿＿＿＿＿＿＿＿＿＿

解答は p.184

正解したら 2点　　得　点 ＿＿＿＿＿＿＿＿

143

3 頭の回転

頭の中で正確に絵を回転させて、絵の中にある要素の相互関係を正しく認識する能力「心的回転」は視空間能力の重要マーカーであり、IQ テストでよく使われるパズルだ。やや簡単なものから始めよう。ここにある正方形は一つを除いて同じものを回転してある。他と違うのはどれだ？

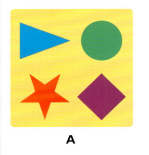
A

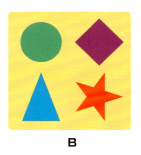
B

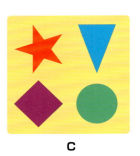
C

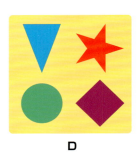
D

答え ＿＿＿＿＿＿＿　　解答は p.184　　　　　　　正解したら1点　　得点 ＿＿＿＿＿＿＿

4 友好親善は油断大敵

心的回転能力をさらに試そう。新ルリタニア大使のあなたは初の外交団を迎えたのだが、儀典部が国旗の向きを間違えた上に、別国の国旗を紛れ込ませてしまった。下の国旗が正しい向きのルリタニア国旗だ。右の4旗のうち、別国のものはどれ？

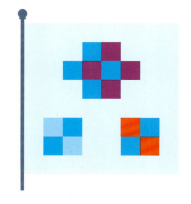

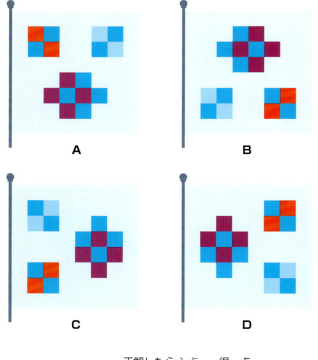

答え ＿＿＿＿＿＿＿　　解答は p.184　　　　　　　正解したら1点　　得点 ＿＿＿＿＿＿＿

視空間能力

5 頭のひねり

もう少し頭をひねろう。他と違う五角形はどれ？

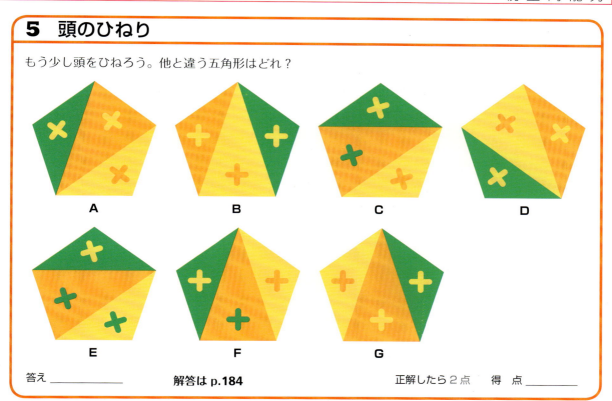

答え _____　　解答は p.184　　正解したら2点　得点 _____

6 回れ右！

同じ立方体を3方向から描いた絵がある。D面の反対側の面はどれ？

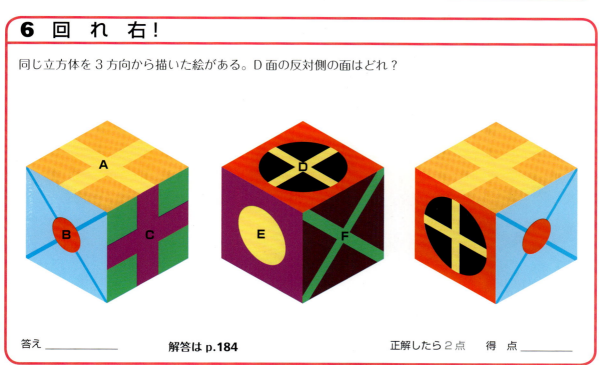

答え _____　　解答は p.184　　正解したら2点　得点 _____

11章　幾何空間の歩き方

7 五顔六色

パターンの違うサイコロはどれ？

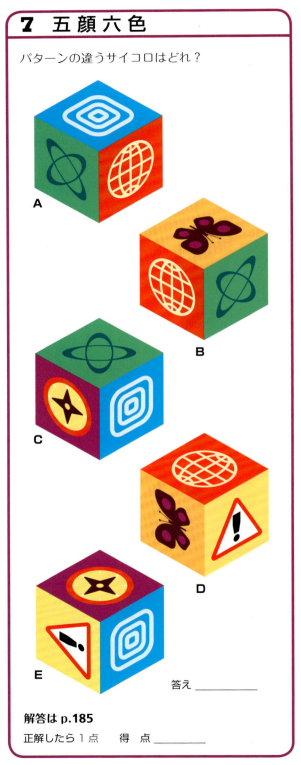

答え _____

解答は p.185
正解したら1点　得点 _____

8 展開図

サイコロを「展開」して十字形にした。

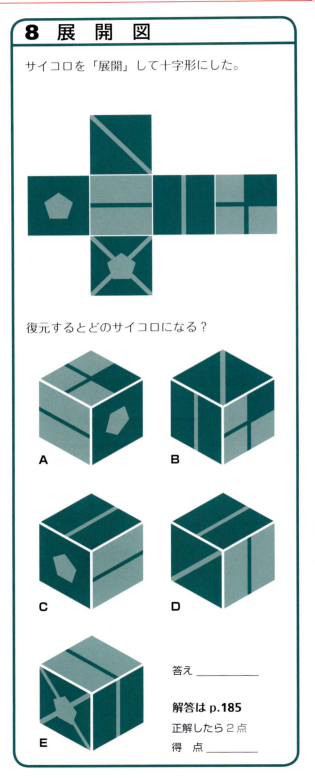

復元するとどのサイコロになる？

答え _____

解答は p.185
正解したら2点　得点 _____

3次元の心的回転はかなり難しいときもある。そういうときは問題を分解して扱いやすくするといい。立方体なら、どれか一つ面を選んで、頭の中で「上」というラベルをつけてから、その面と両隣の面の関係に注目する。他の面でも同じことをする。つまり一度に3要素間の関係を視覚化するわけだ。

9 ここはどこ？

登山ハイキングでこんな景色が見えた。地物や地形から、今いる場所を地図上で言える？

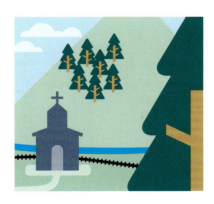

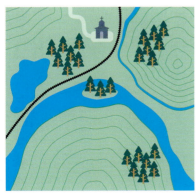

解答は p.185
正しい位置がわかったら2点　　得　点 _____

10 地図製作者

下のランドマークや関係を使って正確な地図を描いてほしい。

 橋は、工事現場の3km東にある

 教会は、トンネルの2km北にある

 トンネルは、工事現場の1km北にある

 川は、噴水から砂漠まで流れている

 自宅は、噴水の4km東にある

 自宅は、砂漠の4km北にある

 トンネルは、砂漠の4km西にある

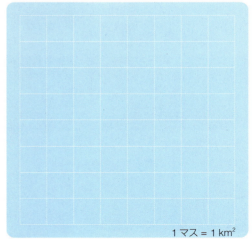

1マス = 1km²

解答は p.185
正確に地図が描けたら2点　　得　点 _____

11章　幾何空間の歩き方

11　冷凍庫テトリス

大量の買い物が配達されたので、冷凍庫に詰め込む大作業をしなくてはならない。
一番うまい詰め方を描いてほしい。

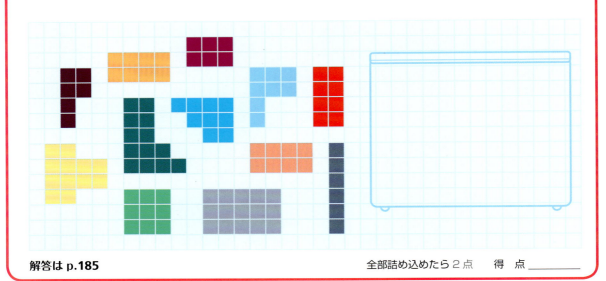

解答は p.185

全部詰め込めたら2点　　得　点 ＿＿＿＿＿＿＿

12　タイルゲーム

空いているところにタイルをスライドできるゲームがある。下の五つの配置のうち、右の絵の配置からつくれないのはどれ？

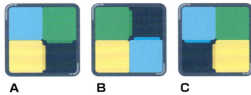

A　　B　　C

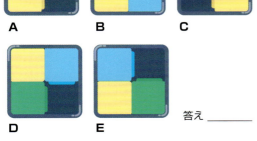

D　　E

答え ＿＿＿＿＿＿

解答は p.185
正解したら1点　　得　点 ＿＿＿＿＿＿＿

13　チェスの手

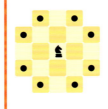

ナイトの駒は一手で黒丸の位置に進める。ルークがじっとしているとすると、最低何手でナイトはルークを取れる？

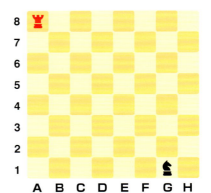

答え ＿＿＿＿＿＿

解答は p.185
正解したら1点　　得　点 ＿＿＿＿＿＿＿

14 連続図形〈その1〉

上段の四つの絵にはつながりがある。次にくるのは下段のどれ？

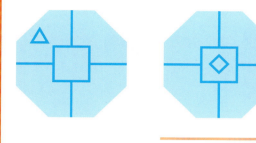
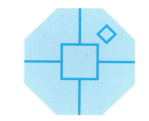
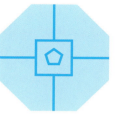

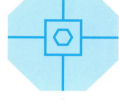
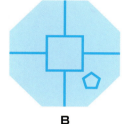
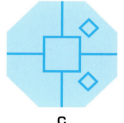

A　　　　　　　B　　　　　　　C

答え _____

解答は p.185
正解したら1点　　得　点 _____

15 連続図形〈その2〉

左側の四つの絵にはつながりがある。次にくるのは右のどれ？

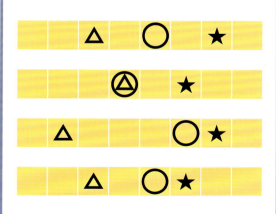

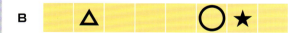
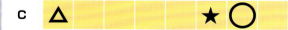
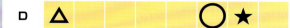

答え _____

解答は p.185
正解したら1点　　得　点 _____

視空間能力

11章　幾何空間の歩き方

16　決めのポーズ

ここにある連続動作をよく見よう。

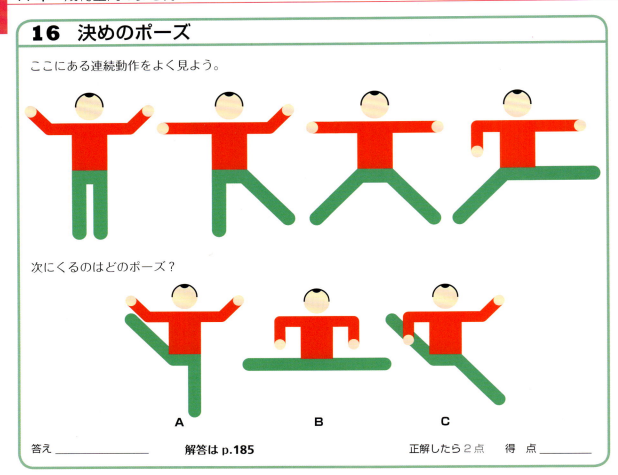

次にくるのはどのポーズ？

答え _____　　解答は p.185　　　　正解したら2点　得点 _____

17　おしゃべりな図形〈その1〉

ここにある図形をよく見よう。色が形について何かを伝えている。

上段の図形の次にくるのはどれ？

答え _____
解答は p.185
正解したら2点　得点 _____

視 空 間 能 力

18 おしゃべりな図形〈その2〉

右の図形をよく見よう。

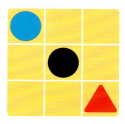 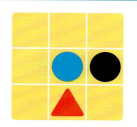 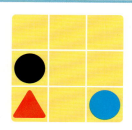

上段の図形の次にくるのはどれ？

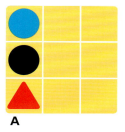 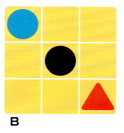 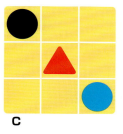 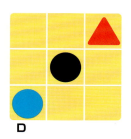

A　　　　　　　　　B　　　　　　　　　C　　　　　　　　　D

答え _____　　　解答は p.185　　　　　　　正解したら2点　得点 _____

19 文字通り

最後は難しい視空間能力問題だ。13文字ずつ上下2行にしたアルファベット（A〜MとN〜Z）を思い浮かべよう。指示どおりGから出発して目的の文字を見つけてほしい。
矢印は、その方向に1字進むことを表している。

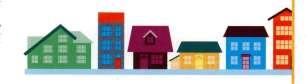

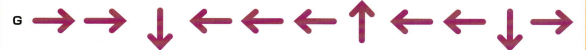

答え _____　　　解答は p.186　　　　　　　正解したら4点　得点 _____

あなたの成績 /40

 30〜40 金メダル
あなたのエクササイズの成績は素晴しい。つまずいた問題を確認して、その分野の視空間能力を鍛えよう。

 20〜29 銀メダル
あなたは難しいエクササイズでは多少手こずった。戻ってもう一度やってみよう。そういうパズルに親しんで能力アップを試みよう。

 0〜19 銅メダル
心的回転はあなたの頭をくらくらさせる。チャレンジをチェックして、日常生活でどう視空間能力を鍛えられるか、方法を確かめよう。

 チャレンジは p.179

12章
道理は大渋滞
論理的推論力

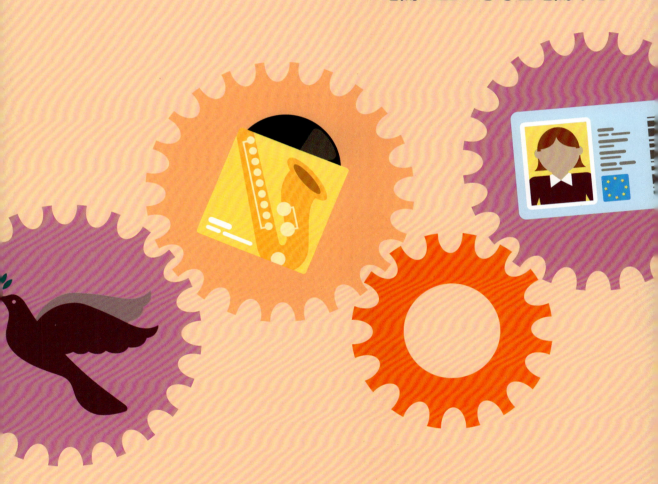

12章 道理は大渋滞

道理は大渋滞

論理的知能とは推論力のことである。これは整然と順を追って問題を考え抜く力である。だが人間の脳はそういう思考回路になっていないので、直感と知的近道で推論する人がほとんどだ。論理テストをうまくこなすコツは、問題を正確に言い表す言葉を考えることだ。

問診票

あなたは論理的な誤謬（ごびゅう）に陥ることなく暗号を解読できる？ 論理のすり替えにひっかかりやすく苦労するタイプ？ 簡単なクイズで脳の論理性を自己評価してみよう。

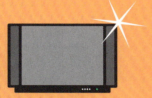

1 テレビを買い換えるとき、新型テレビのレビューをいろいろ読んでスペックを比較してから選ぶ？ かっこよさで選ぶ？

リサーチする / かっこよさで選ぶ
「リサーチする」に1点

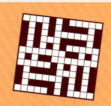

2 暗号クロスワードにあなたはどう反応する？ しくみがわかったらやってみる？ おっくうだからやらない？

やってみる / おっくう
「やってみる」に1点

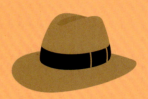

3 秘密結社から、秘密の合図の考案が新しいロゴのデザインをやってくれと頼まれた。どちらをやりたい？

合図 / ロゴ
「合図」に1点

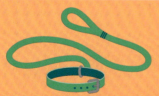

4 あなたの犬が公園に逃げ出した。名前を呼びながら必死に捜し回る？ 体系的な捜索プランを練る？

捜索プラン / 捜し回る
「捜索プラン」に1点

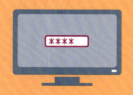

5 パスワードを忘れてしまった上司から、上司の電子メールアカウントへの侵入を要求された。引き受ける？ 他の人を推挙する？

引き受ける / 他の人を推挙する
「引き受ける」に1点

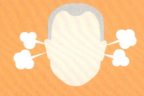

6 パーティーで、事実無根の意見をまくしたてる客があなたのところにやってきた。あなたは顔を赤くして感情的に反応してしまう？ 冷静に分析する？ どちらの可能性が高い？

感情的に反応する / 冷静に分析する
「冷静に分析する」に1点

何点とれたかな？
0～2：あなたは頭でなくハートで考える傾向があるけれど、あきらめないで。簡単に学べて実践できる論理的思考術はたくさんある。たいへんでも失敗から学ぶようにしよう。
3～4：あなたは論理的に問題に取り組もうとしているが、こじつけにひっかかってしまうことがある。本能はあなたを惑わすこともあるということを覚えておこう。
5～6：あなたは『スタートレック』に出てくるミスター・スポックみたいに論理的だが、この章で全問正解できるかな？

論理力を鍛える

1 次は誰の番？

動物が行列をつくっている。

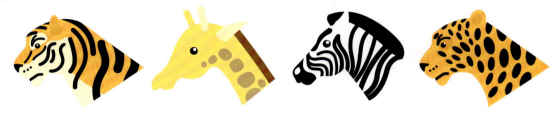

次に来る動物を丸で囲もう。

解答は p.186　　正解したら1点　得点 _____

2 物質界

いろいろなものが並んでいる。次に来るのは、右のリストのどれだろう？

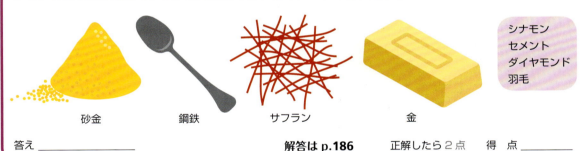

シナモン
セメント
ダイヤモンド
羽毛

答え _____　　解答は p.186　　正解したら2点　得点 _____

3 今日は何曜日？

おとといの前の日は、
土曜日から数えて3日目だった。
今日は何曜日？

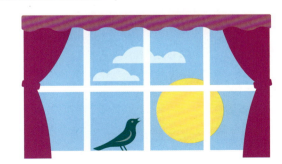

答え _____

解答は p.186　　正解したら1点　得点 _____

155

12章　道理は大渋滞

4　どちらまで？

下の文字列のTの左側の二つめにある文字の（アルファベットで）次に来る文字の左側の三つめの文字の右にある文字を丸で囲もう。

R　H　V　Y　S　A　I　T　B　N

答え _____

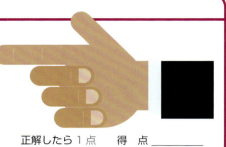

解答は p.186　　正解したら1点　　得点 _____

5　どういう関係？

9と6の関係になる数字は12と何？

A　6
B　10
C　−12
D　8
E　4

答え _____

解答は p.186　　正解したら1点　　得点 _____

6　平和に仲良く

165135 が peace だとすると、129225 は何だろう？

A　plenty
B　love
E　live
D　abacus

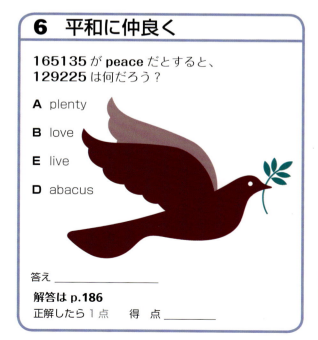

答え _____
解答は p.186
正解したら1点　　得点 _____

7　コーヒータイム

Coffee が 5566153 になるとすると、apple は何になる？

A　193572
B　51216161
C　216169
D　1937722

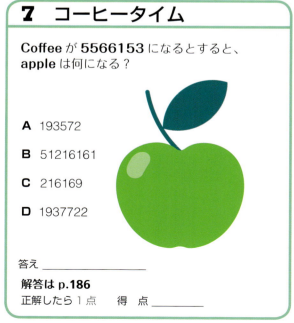

答え _____
解答は p.186
正解したら1点　　得点 _____

8 ドラマ LAW & ORDER

筋が通るように並べよう。

仮釈放

刑務所

犯罪

裁判所

泥棒

逮捕

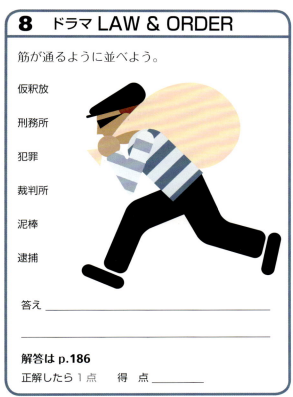

答え _____

_____

解答は p.186

正解したら1点　得　点 _____

9 ドキュメンタリー アニマルプラネット

筋が通るように並べよう。

哺乳類

ビーバー

草食動物

動物

脊椎動物

齧歯類

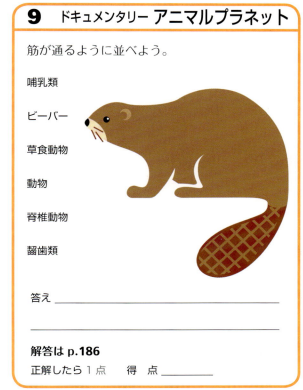

答え _____

_____

解答は p.186

正解したら1点　得　点 _____

10 空と海と

筋が通るように並べよう。

ゴムボート

凧

潜水艦

ジェット機

飛行船

水中翼船

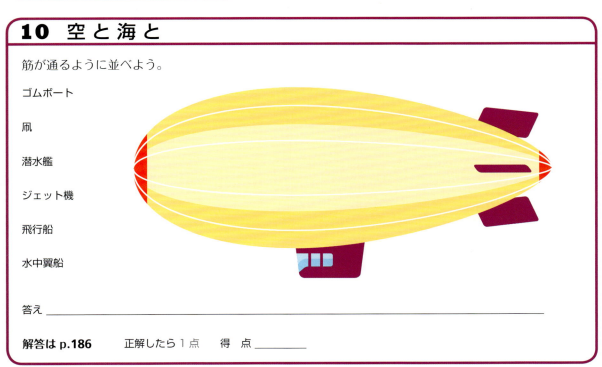

答え _____

解答は p.186　　正解したら1点　得　点 _____

11 楽友協会

このベン図はあるオーケストラのもので、Cの円は弦楽器奏者、Uの円は協会員を表している。チューバ奏者である会長は、どの斜線部分に含まれる？

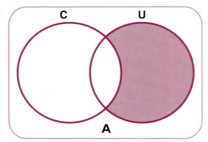

A

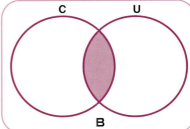

B

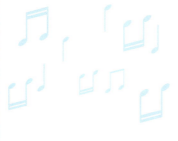

C

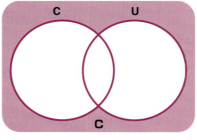

D

答え _____

解答は p.186   正解したら1点   得点 _____

12 スポーツクラブ

このスポーツクラブの子どもたちは、サッカー、テニス、バレーボールの1種目以上に参加できる。右のベン図で、1種目だけ参加の子か全種目参加の子を表すところに斜線を入れよう。

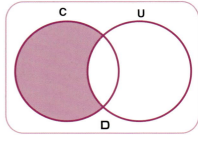

解答は p.186   正解したら2点   得点 _____

13　面接選考会

求人への応募者が20人いる。そのうちの15人が女性で、8人が選考中だ。応募者は女性か、選考中かのどちらかである。何人の女性を選考中なのだろう？　紙にベン図を描くと楽に解ける。

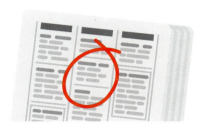

答え _____

解答は p.186
正解したら2点　　得　点 _____

14　破損商品

オークションでアナログレコードを買う。アルバムとシングル盤が合計20枚あるが、6枚は傷物だ。アルバムは全部で8枚ある。無傷のシングル盤が8枚あるとすると、アルバムのうち何枚が傷物だろうか？　紙にベン図を描くと楽に解ける。

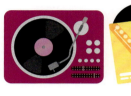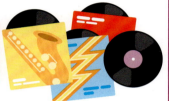

答え _____

解答は p.186
正解したら2点　　得　点 _____

15　海賊船

逮捕された海賊が32人いる。

5人は、眼帯をし、片足が木製の義足で、肩にオウムを載せていたかどで逮捕。

3人は、眼帯をし、片足が木製の義足で、肩にオウムを載せていなかったかどで逮捕。

9人は、眼帯はしていたが、木製の義足は着けておらず、肩にオウムを載せていなかったかどで逮捕。

11人は、眼帯をし、肩にオウムを載せていたかどで逮捕。

16人は、眼帯をしていたかどで逮捕。

9人は、両足とも木製の義足で、肩にオウムを載せていた。

13人は、片足が木製の義足だった。

肩にオウムを載せていた海賊は何人か？

紙にベン図を描くと楽に解ける。

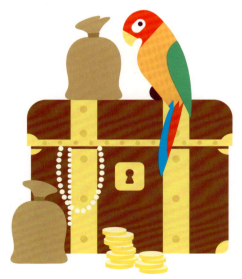

答え _____

解答は p.186　　正解したら3点　　得　点 _____

12章　道理は大渋滞

16　○か×か？〈その1〉

スージーは運転免許を持っているか、運転を許されていないかのどちらかだ。スージーは運転免許を持っていない。だから運転はできない。
正しい？ 誤り？

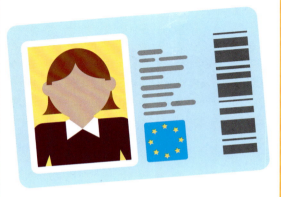

答え _____

解答は p.186

正解したら1点　　得　点 _____

17　○か×か？〈その2〉

私がビルよりも背が低ければ、ビルは背が高い。ビルは背が高い。だから私はビルよりも背が低い。
正しい？ 誤り？

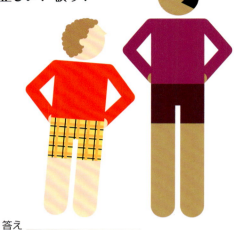

答え _____

解答は p.186

正解したら1点　　得　点 _____

18　○か×か？〈その3〉

学校のコンサートで一部の生徒がオーケストラ演奏をしている。オーケストラの生徒は音楽の才能がある。一部の生徒は音楽院に進学する。音楽院に入れる生徒は音楽の才能がある。以上のことから、オーケストラ演奏している生徒は音楽院に進むと言える。
正しい？ 誤り？

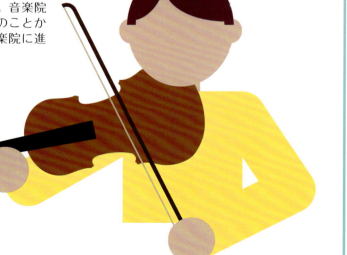

答え _____

解答は p.186　　正解したら1点　　得　点 _____

19 次はどれ？

SPARKLE　　LANGUISH　　STUDENT　　NEPOTISM　　SECURE

次にくる英単語はどれ？

IRRADIATE

REGULAR

MEDICAL

FINISHED

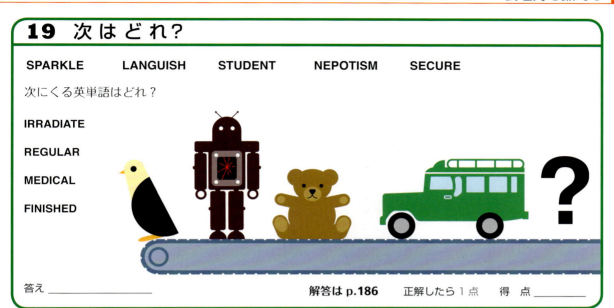

答え _____

20 推理しよう〈その1〉

他と異なる文字群を丸で囲もう。

BCDFGH

STUWXY

EFGIJK

DEFIJK

MNOQRS

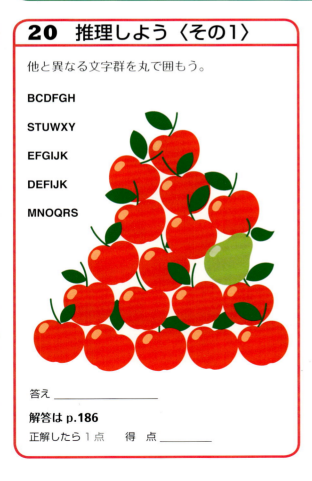

答え _____

21 推理しよう〈その2〉

他と異なる文字群を丸で囲もう。

QRTYP

FGHKL

QDVHO

ZVBNM

ASDJL

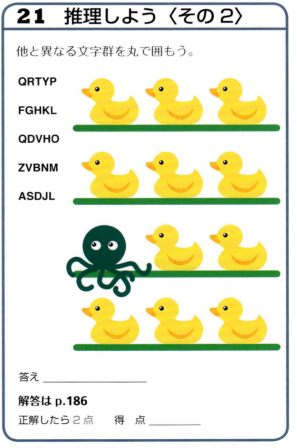

答え _____

12章　道理は大渋滞

22　メダルが混乱

陸上競技会の800m走のメダリストについて、ターニャとブレンダンの話が食い違っている。ターニャはオウェンベが金、ビーカーが銀だと言い、ブレンダンはアーミテージが金、オウェンベが銀だと言う。オウェンベとビーカーとアーミテージがメダリストであることは間違いないが、どちらの話も不正確で、メダリストのうちの一人は正しかったが一人は間違っていた。
実際はどうだったのだろう？

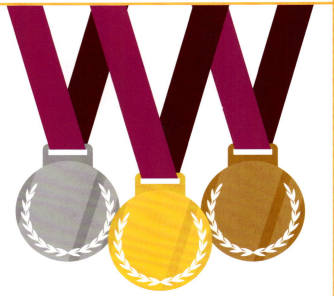

金メダル _____

銀メダル _____

銅メダル _____

解答は p.186　　　正解したら2点　　　得　点 _____

23　どのカード？

カードが4枚あって、2枚まで裏返せる。どのカードを裏返したら、ここにある仮説が真かどうかを確認できる？
「母音のカードの裏は偶数である」

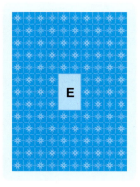 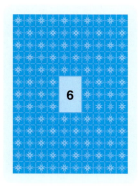 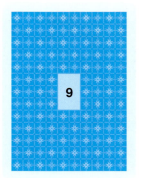 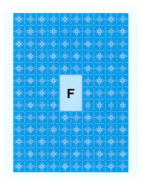

答え _____

解答は p.186　　　正解したら2点　　　得　点 _____

24 靴下選別機

靴下が20足ある。紫と赤の靴下が10足ずつあり、引き出しの中に40枚ばらばらに入っている。目をつぶったまま1足以上ペアにするには、何枚引っ張り出せばいいだろう。

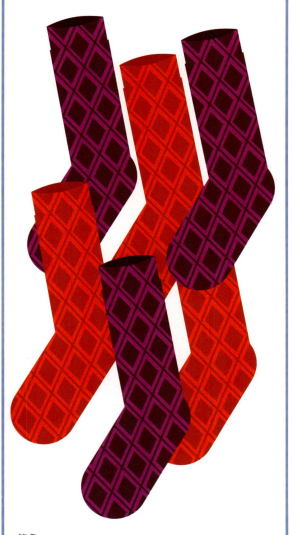

答え _____

解答は p.186

正解したら1点　得点 _____

25 プレゼントが台無し

祖母と叔父と姪にプレゼントするチョコレートを3箱買った。アルコールアレルギーの姪にはタフィー入りチョコ、タフィーが苦手な祖母にはチョコレートリキュール、両方とも好きな叔父には詰合せを買ったのだが、お店がラベルを貼り間違えた。包装を台無しにするのは嫌だが渡す相手を間違えたくない。全員にぴったりのチョコレートを渡せることを確認するには、どの箱を開ければいい？

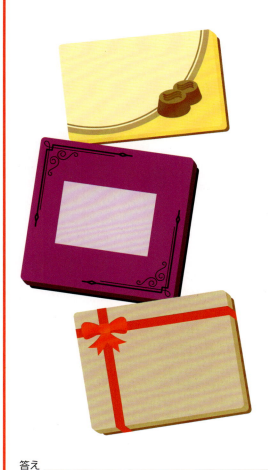

答え _____

解答は p.187

正解したら2点　得点 _____

12章　道理は大渋滞

26　文字交換機

文字の置き換えは、次の問題のように暗号にも使えるが、単純なワードパズルにもなる。
空欄の両側にある単語の2番目の字をある文字で置き換えると、新しい単語が二つできる。
その文字は何だろう？　置き換え文字をつなぐと有名人の名前になる。

ACES _____ AJAR

BIDE _____ BUCK

ORYX _____ ACTS

EMIT _____ ISLE

SPUN _____ CLIP

PACK _____ LUCK

解答は p.187　　1問正解につき各1点　　得　点 _____

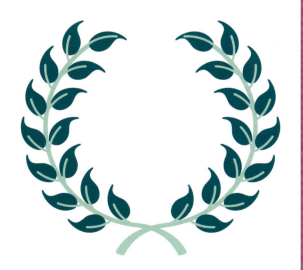

27　シーザーの暗号

暗号の解読は論理力の具体的応用例だ。最も単純な暗号作成法のひとつに、各文字を別の文字で置き換える方法がある。アルファベットを1文字以上後ろにずらすと、ジュリアス・シーザーが使ったという単純な暗号になる。シングルシフト暗号は、AをB、BをCにする。トリプルシフト暗号は、AをD、BをEにする。指定のシフト数を使って暗号文を復号し、本当の意味を探り出そう。

シフト　　暗号文　　答え

A　1　　SPNBOT _____

B　2　　YJKURGT _____

C　2　　JKFFGP _____

D　3　　VHFUHW _____

解答は p.187

1問正解につき各1点　　得　点 _____

28　秘密のメッセージ

このメッセージをトリプルシフト暗号にしよう。

URGENT MESSAGE, MEET CONTACT TONIGHT

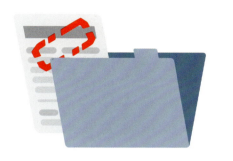

答え _____

解答は p.187

正解したら2点　　得　点 _____

29　白 と 黒

白黒の動物の名前を五つ、シーザー暗号にした。暗号文からシフト数を見分けて、全部名前を言えるかな？

RCPFC _____

BGDTC _____

UMWPM _____

DCFIGT _____

RGPIWKP _____

シフト _____

解答は p.187

1問正解につき1点
シフト数がわかったら1点　　得　点 _____

30　E を 探 せ

これはシーザー暗号で書かれた暗号文である。
文字の出現頻度分析を使って暗号を解読しよう。ヒントは下欄にある。

JQJAJS JQJUMFSYX JCNYJI YMJ JQJAFYTW JCHQFNRNSL JCHNYJIQD

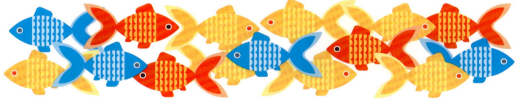

答え _____

解答は p.187　　正解したら2点　　得　点 _____

> **ヒント**　暗号解読のときに注意して探すといいものがある。たとえば、ほとんどの言語に、他の文字より頻繁に使われる文字がある。英語で一番多く使われる文字はEで、通常の英語文の場合、文字の12.7％がEである。次はTで、使用頻度は9.1％である。文字を数えて暗号を解くことを頻度分析という。

12章　道理は大渋滞

31　モールス信号

モールス信号は、単純な音/電気のパルスで文字と数字を伝えるために発明された。
右のチャートを使って、ここにある単語をモールス信号にしよう。

A　MIND _____

B　TRAIN _____

C　SPEAR _____

D　BUFFALO _____

A	B	C	D	E	F	G
.-	-...	-.-.	-..	.	..-.	--.

H	I	J	K	L	M	N
....	..	.---	-.-	.-..	--	-.

O	P	Q	R	S	T	U
---	.--.	--.-	.-.	...	-	..-

V	W	X	Y	Z
...-	.--	-..-	-.--	--..

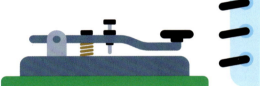

解答は p.187　　4/4：1点　　得　点 _____

32　緊急信号

船で太平洋を航行中、無線を操作していてこのメッセージをとらえた。
前問のチャートを使って解読しよう。スラッシュ記号は単語の区切りである。

... --- ... / ... .--. -- . -.. .-.-.- -.. . -..- / --- -. / -.-. --- .-. .-.. / .. ... .-.. -. -.

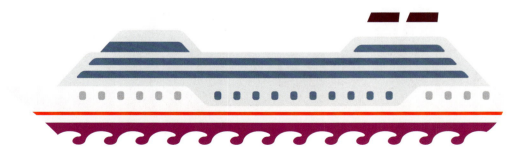

答え _____

解答は p.187　　正解したら2点　　得　点 _____

論理力を鍛える

33 渡し船

船でキツネとニワトリと袋入りトウモロコシを対岸に渡したい。船は一度にあなたと積み荷を一つだけ運べるが、片方が食べられてしまう恐れがあるので、キツネとニワトリ、ニワトリとトウモロコシは一緒に残せない。全部無事に渡すにはどうすればいいだろう？

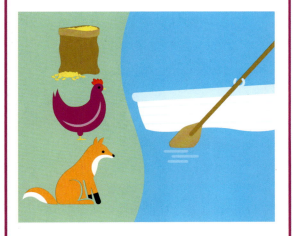

答え _____

_____

_____

解答は p.187

正解したら3点　　得　点 _____

34 砂漠の伝令作戦

あなたは伝令としてボー要塞からジェスト要塞まで、乾いた灼熱の砂漠を6日で横断することになった。あなた以外にラクダが3頭と補佐の外国人兵士が二人いる。ラクダはラクダ自身と乗り手の飲み水を4日分運べる。誰も砂漠に置き去りにしないでジェスト要塞まで安全にたどり着くには、ラクダは最低何頭必要？

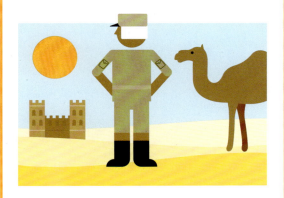

答え _____

_____

_____

解答は p.187

正解したら3点　　得　点 _____

あなたの成績	/70	60～70 金メダル	30～59 銀メダル	0～29 銅メダル
		あなたは、質問の意図にきちんと着目し、自分の答えを考え抜いて、論理的に問題にアプローチできる。チャレンジを読んで、ふだんから論理的でいる方法を確認しよう。	あなたはこれまでのところはうまくやっているが、難しい質問にはつまずくことがあるかもしれない。チャレンジにトライして論理的思考の実践方法を知ろう。	あなたの論理推論力は鍛える必要がある。おそらくきちんと考え抜かずに性急に答えを出したか、問題に圧倒されてしまったのではないだろうか。整然と推論してもう一度やってみよう。 チャレンジは p.179

13章
天才的ひらめき
創造力

13章　天才的ひらめき

天才的ひらめき

創造力の定義と正確なメカニズムの究明は難しいが、創造力を刺激して発想をすらすらと滑らかにできるいろいろな方法があることは研究でわかっている。この章のさまざまなエクササイズで今のあなたの創造力を刺激して引き出すとともに、さらに強化する方法を確かめよう。

問診票

あなたの脳は素晴しい空想でいっぱい？ それともスプレッドシートの白昼夢を見る？
簡単なクイズであなたの創造力を評価してみよう。

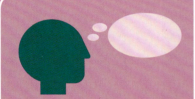

1 30分甥っこの相手をしたら、お話をせがまれた。お話をつくる？ テレビ漫画を探す？

お話 / TV
「お話」に１点

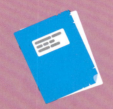

2 学業生活を振り返ってみよう。あなたは想像力豊かな文章に驚嘆したほう？ ひどい文法を面白がったほう？

驚嘆した / 面白がった
「驚嘆した」に１点

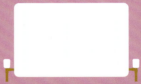

3 壁の備え付けヒーターの後ろに手紙が落ちてしまった。あなたはそれを取ろうと手を差し込む？ 手近にあった文房具で釣竿をつくろうとする？

手を入れる / 釣竿をつくる
「釣竿」に１点

4 コンピュータに新しいプログラムがインストールされた。あなたは自分で試してみる？ 教えてもらえるのを待つ？

自分で試す / 待つ
「自分で試す」に１点

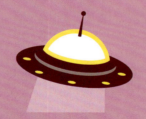

5 パーティー用に異星人の衣装をつくっている。異星人の目はいくつある？

奇数 / 偶数
「奇数」に１点

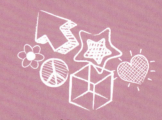

6 いたずら書きについてどう思う？ 時間の無駄？ あなたもそれで名案を思いつく？

時間の無駄 / 名案
「名案」に１点

何点とれたかな？

0〜2：あなたは単刀直入型を自認している。でもそれは、あなたに創造力がないということではない。創造力を解き放つことに不慣れなだけなのだ。この章のエクササイズは役に立つだろう。

3〜4：あなたは生まれつき創造力をもちながら、それを思うさま発揮するのに使える簡単なコツに気づいていないようだ。この章のエクササイズで具体的に確認しよう。

5〜6：あなたは豊かな創造力の持ち主だ。この章を通じて、どのくらい豊かなのか確認しよう。

創造力を鍛える

1　一石三鳥

同じ単語を使って異なる文脈やまったく異質な概念を表す言葉をつくる能力は、言語的創造力の指標だ。これは心理学者が人の創造力の調査に使う「遠隔連想テスト」である。ここにある各単語セットのどの単語とも意味のある句や言葉をつくることができる単語は何だろう？
「sleep」「way」「moon」に対する答えは「walk」だ。

- shelf, mark, worm → A ____
- march, lime, fire → B ____
- clip, wall, news → C ____
- citrus, bowl, fly → D ____
- word, party, engine → E ____

解答は p.187

2　独創的な分類

新たなつながりをつくる能力、とくに、自明でない意外なつながりをつくる能力が創造力の特徴だとされることもある。ここにあるものを結びつける新たな方法を考え出し、意外な新奇グループに分けて創造力をテストしよう。5分でいくつ分類法を思いつけるかな？できるだけ独創的なカテゴリーをつくろう。

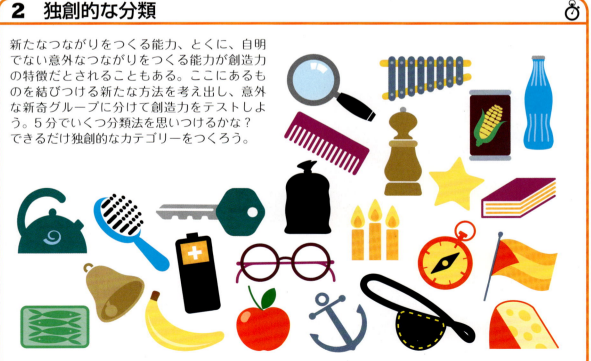

171

3　逆の発想

先入観を壊し新しい発想をひねり出す創造力刺激訓練法として、反対概念思考法がよく使われる。この方法は、マーケティング戦略から技術的な目標まで何にでも使える。ここにある概念の逆を考え出して脳の灰白質を刺激しよう。解答に正誤はないが、「逆」と「ない」ことを混同しないようにしよう。重力の逆は「無重力」ではない。

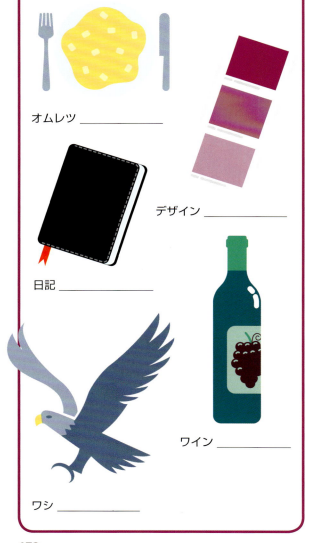

オムレツ ＿＿＿＿＿＿

デザイン ＿＿＿＿＿＿

日記 ＿＿＿＿＿＿

ワイン ＿＿＿＿＿＿

ワシ ＿＿＿＿＿＿

4　反転思考

逆を見つけることにかかわるのは「あたりまえの思考」の逆を考えるということだ。それによって新たな概念化を強いるのである。下の各シナリオで、そうなる理由を紙に書き出そう。

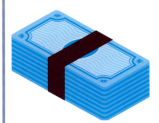

親戚から大金の遺産をもらうことになった。これが悪い知らせである理由を五つ考えよう。

レストランで、ちょうどいい熱さで出されたおいしいメイン料理をつき返す理由を五つ考えよう。

あなたはシャワーから出た際に足を滑らせ、足首の骨を折った。これが幸運である理由を五つ考えよう。

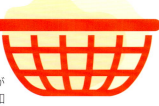

汚れた洗濯物の山がある。これが良い知らせである理由を五つ考えよう。

5 新用途

創造力に影響する要因を探る実験でよく使われるテストに「代替用途」テストがある。課題は、一定時間内に生活用品の代替用途をできるだけたくさん考え出すことである。できるだけ想像力豊かに、創造的になろう。
ここにあるものの代替用途を2分間でできるだけたくさん紙に書こう。

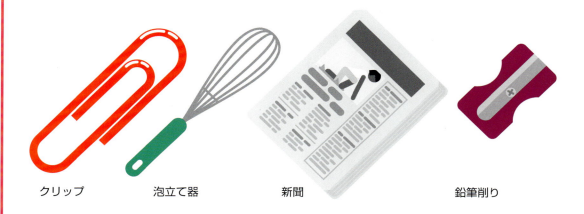

クリップ　　　泡立て器　　　新聞　　　鉛筆削り

6 落書きデザイン

落書きなら構えずにふだんから創造的になれる。大事なのは絵のうまさではなくてデザインの新しさだ。右のマスに場景を描いて創造性を探ろう。ルールは二つ。使えるのは縦線と横線だけで、斜めの線は使えない。色つきのマスは全部、絵の中に入れること。

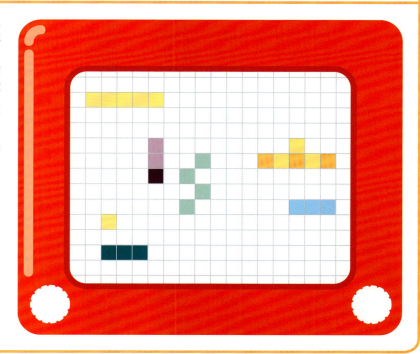

13章　天才的ひらめき

7　空想船旅行

もっと創造力を掻き立てよう。おかしな発明家が画期的な乗り物の設計図のとっかかりだけを送ってきた。この世で最も奇妙で独創的な船の設計図を完成させよう。
操縦、飛行、浮遊、潜水、全部できる船でもいい！

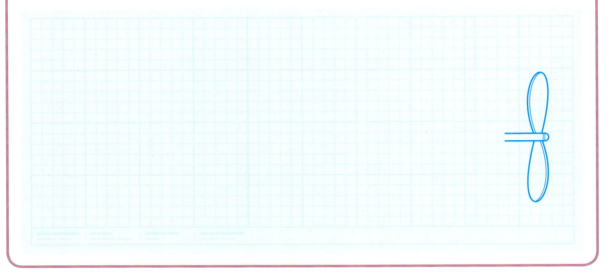

8　海底の世界

深海の闇にいる生物を想像してスケッチをしよう。
描き終わったら下のテキストを読もう。

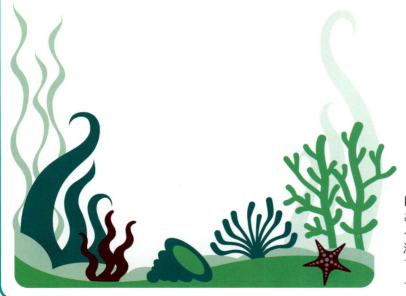

目、腕、触手などの数はいくつある？　対称性はどうなっている？　研究によると、創造力に溢れる人が描く生物は非対称的で、陸生動物の解剖学的なルールに縛られないのだそうだ。

創造力を鍛える

9　プリズンブレイク

あなたは塔の上に閉じ込められていて、ここにある変なもの以外には何もない。これらをうまく使って脱走計画を立ててみよう。
突飛で非現実的なものほどいい。

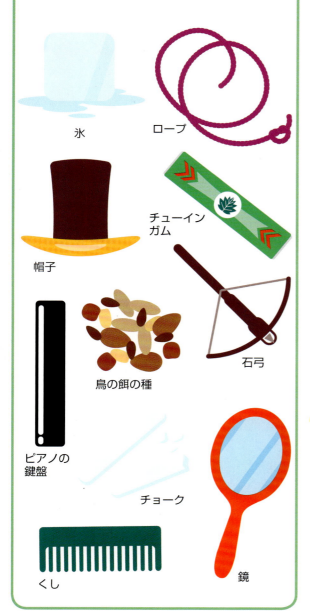

氷／ロープ／帽子／チューインガム／鳥の餌の種／石弓／ピアノの鍵盤／チョーク／鏡／くし

10　急ごしらえのおとぎ話

創作プレッシャーのもとでは、ふだんと違う結果が生まれることがある。このことをエクササイズで確かめよう。よくあるおとぎ話の要素が全部入っている話を10分で三つ書こう。

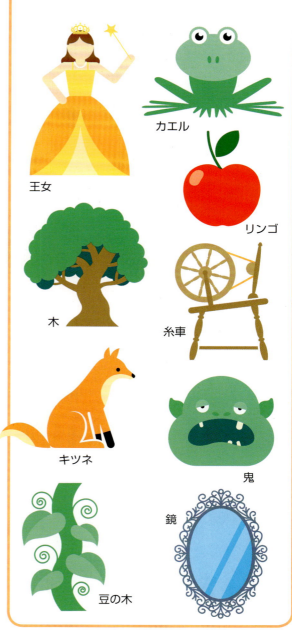

王女／カエル／木／リンゴ／糸車／キツネ／鬼／豆の木／鏡

175

13章　天才的ひらめき

11　ジェパディ！ゲーム

ここにあるジョークのオチから
5文以上のジョークをつくれるかな？

…どうりであなたは猿に散髪させないわけだ！

…すると、船乗りは王様にこう言った。「まことに残念ながら陛下、われわれはアメリカンエキスプレスに乗るのではないのであります」

…そして最後に靴を取り戻したのが大使でした。

…そして看板にはこうあった。「むきになってここでお仕事をなさる必要はありませんが、そうしていただければ助かります」

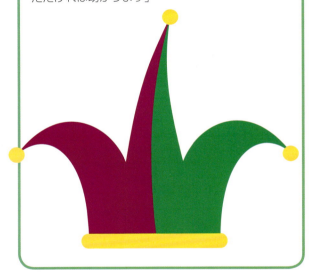

12　お話コーナー

創作の筆を淀みなく動かすことに苦労している作家たちは、即席の創作訓練をすることがある。ここに物語の導入部と結末がある。中間部を紙に書こう。200語以上、好きなだけ書こう。

暗く蒸し暑い夜だった。銃声が鳴り響いた。そして車が倉庫から静かに滑り出し、埠頭の端から脂の浮いたハドソン川の水中に落ちていった。…

…ジェロッドはテーブルに足を載せ、ショートグラスをきゅっと一杯口にした。過去最高に過酷な事件だった。それに、台無しになった写真と行方不明の容疑者と盗まれた拳銃以外はすべてがかなりうまくいったと考えた。

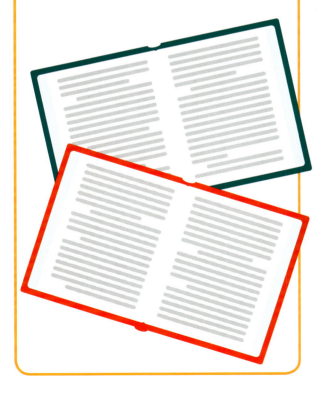

> 自分と問題の間に精神的に距離を置くという簡単な方法で問題についての創造的思考を刺激できることが研究で証明されている。たとえば、人間関係で解決すべき問題があるときに、遠くにいる他人や別の時代の人だったらその問題をどう解決するかを考える。自分と問題の間に時間的空間的に距離を置くと、より創造的な反応が出やすくなる。

レベル ↑

創造力を鍛える

13　ハリウッド流キャッチコピー

映画のポスターのタイトルと1行紹介文を
考えて紙に書こう。

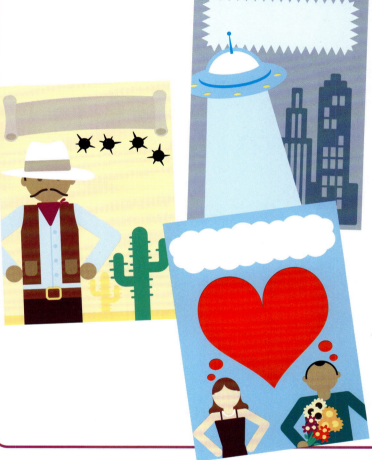
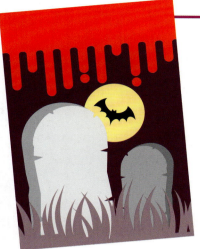
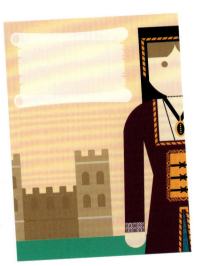

できばえはどうだった？
この章は採点しないので、
主観で自己評価しよう。

触発された
エクササイズが刺激的で楽しく感じたのなら、他の能力分野にもこうしたスキルを転用し、あらゆる認知能力の向上に役立つかどうか確かめよう。たとえば、創造的な視覚化は記憶力向上の強力なツールだ。

まあまあだった
触発されたエクササイズとそれほどでもないエクササイズがあったのなら、前に戻って、あなたの創造力を刺激した課題の共通点は何だったのか確認しよう。状況が異なっても、それらは創造力発揮のきっかけとなる可能性がある。

苦しかった
難しくて時間をくうエクササイズだと感じたなら、作業環境を検討しよう。チャレンジにトライして、もっと創造的な気分にのめりこもう。

 チャレンジは p.179

177

チャレンジ

チャレンジ

本書のエクササイズはどうだったかな？
点がとれなかったり、たいへんだったりした章があったのなら、
ここにあるチャレンジをやってみよう。
うまくできた章のチャレンジも脳力アップに有効だ。

1章
その場で復唱
その場で復唱することを習慣にしよう。新しい情報は、その場で黙読するか、声に出して読み返そう。電話番号、ナンバープレート、購入品リスト、人名などを常に繰り返すと、短期記憶から中期記憶への情報転送に弾みがついて、記憶が消えにくくなる。

2章
いつも二人で
目標を設けて、同僚やフィットネスクラブの仲間など、何か適切なグループに属している人たち全員のパートナーの名前を覚えよう。リストができたら、各ペアの名前を関連づける記憶術を使おう。1週間後、1か月後、3か月後に自己点検して、あるていど時間が経過しても名前を想起しやすくなっているかどうか確かめよう。

3章
玄関での習慣
身につけるべき良い習慣は、出かけるとき、ドアを閉める前に玄関で実践する日課をつくることだ。ポケットをなでたり、かばんの中を覗いたりして、頭の中のチェックリストに目を通す。鍵？よし！ 財布？よし！ パスポート？よし！

4章
銀行預金の出納
中期記憶を鍛えるには、預金の取引明細書を使って、過去数日から数週間の間に支払った額を品目別に分類するといい。金額と日付だけを頼りに、支払った場所を思い出そう。

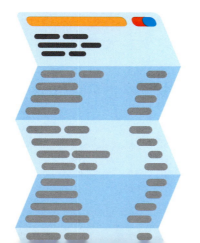

5章
毎日の振り返り
伝記的記憶力を向上させたいのなら、符号化のしかたを改善する必要がある。一日の終わりにその日にした活動や経験を振り返る習慣を身につけるのもそのひとつだ。日記をつけるのがいちばんだが、5分とって一日のできごとを頭の中でざっと振り返るだけでも効果があるはずだ。

6章
視覚化する
各暗証番号のイメージをつくる視覚化で、番号の想起を楽にしよう。数字の形をものに結びつけるのもいい。1は鉛筆、4はヨットの係留スプリングというように、数字と関連づけるものが揃ったら、暗証番号を覚える必要があるときにそれらを組み合わせて奇抜なイメージを一つつくり、想起の練習をしよう。イメージの中にカードの色を組み込んで、どの暗証番号がどのカードのものかを一層覚えやすくすることもできる。

チャレンジ

7章
システム常用者になる

体系的な復習法は学習の効率と効果を高める。5段階システムを使ってみよう。
1. 教材にさっと目を通して内容の狙いをつかむ。
2. 読み終えたときに答える質問をリストアップする。
3. 質問の答えを見つけるために教材を通読する。
4. 要点を振り返って何がわかったかを要約する。
5. 先に書いた質問の答えを書いて、24時間以内に自己診断テストをする。

8章
釣り銭計算で脳力アップ

現金で買い物をするときは、必ず暗算をしよう。買おうとしているものの値段を合計する習慣を身につけよう。レジで精算する前に、おつりがいくらになるか暗算しよう。

9章
生活をグラフにしよう

実社会のシナリオをグラフにしよう。一つの変数に対応して別の変数が変化し、しかも数字がかかわっている状況であれば、何でもグラフにできる。たとえば、給料の経時的推移や、年齢による体重の変化はグラフ化できる。これは数的能力のエクササイズとして価値があるばかりでなく、新たな面白い角度からものごとを見せてくれる。

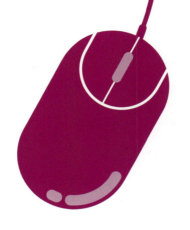

10章
読書のレベルアップ

書籍や雑誌や新聞をもっと読んで、語彙力と言語能力全体を向上させよう。メモ帳と鉛筆を携帯し、知らない言葉は書き留めておいて、後で意味を調べる習慣を身につけよう。覚えた新しい言葉は必ず日常の会話で使うようにしよう。

11章
さかさマウス

コンピュータのマウスの上下を逆にして、お絵描きソフトで絵を描いてみよう。これは、視空間プロセス（脳の後部にある小脳の協調制御活動）を作動させる簡単でいい訓練になる。

12章
論理

暗号は論理的推論である。誰かと暗号をやりとりして、めいめいが編み出した暗号を解読し合おう。

13章
創造力を呼ぶ瞑想

心の状態は創造性と創造的思考力に大きく影響すると考えられている。不安や注意散漫を誘うものは創造力を奪いがちだが、すっきりとして集中した頭脳は創造力を劇的に高める。毎日5分静かに座って、自分の周りで起こっていることを観察しよう。見えているできごとをつなぎ合わせて、思いつくままにショートストーリーをつくろう。

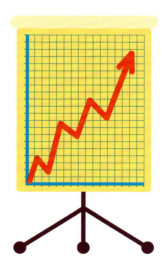

解答

1章

2　その帽子、どこで買ったの？

野球帽は唯一ひさしがある帽子なので、他とは異なる。

6　切れる？ 切れない？

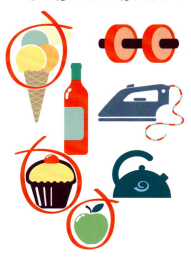

10　想像画を描く

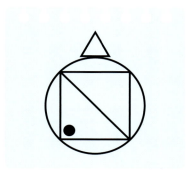

11　アヒルの行列

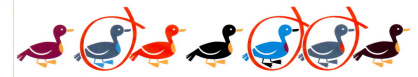

14　宝島

赤い小屋で上がり

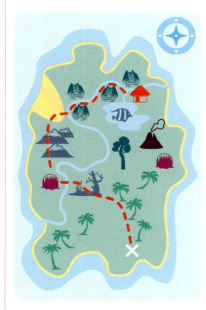

24　障害物

B　エスカレーターは唯一あなたを動かすものなので、他と異なる。他のものはすべて、あなた自身が自分を物理的に移動させなければならない。

25　うるさい数字

B　クラブのジャック

3章

16　右折・左折

教会に着く

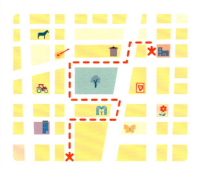

6章

2　リートスピーク

A　GOBULLDOGS = 9*|3|_|11|)*9
B　XYLOPHONE = %'/,1*IO#*|\3
C　BIRTHDAY = |3!|27#|)@'/,
D　CALORIES = (@1*|2!3$
E　WHITEHOUSE = VV#!73#*|_|3

3　スタックアップ法

A　4046 = rfvp;/rfvyhn
B　1979 = qazol.ujmol.
C　2005 = wsxp;/p;/tgb
D　8238 = ik,wsxedcik,

4　基本システム

A　A41A14A
B　IA16GO17
C　3BMSHTR
D　ATWI80D

解 答

5 システム中毒
- A 5TULOB
- B 7YCAGWYW
- C 4TKAM
- D 6RSANSD

6 カスタムパスワード
- A gre10TTBBITFOTN
- B eve10TTBBITFOTN
- C y3k10TTBBITFOTN
- D leg10TTBBITFOTN

7 子音交換
- A 10TTEEITFOTN
- B 10ETEBITUATN
- C 10TTBBOUFOTN
- D 10TEBAITEOTN

8 あつらえパスワード
- A gree10TT
- B even10TT
- C y3ks10TT
- D lega10TT

11 アップスタック法
- A 5354
- B 8902
- C 6232
- D 9715

15 セレブのヘルプ 完全版
- A ASPP = 0855
- B TCJT = 9299
- C WABO = 2014
- D EPMG = 4526

19 THIS OLD MAN
（マザーグースの数え歌）
- A 2187
- B 0645
- C 2934

7章

1 クイズの達人
1. インド
2. ベートーベン
3. 太平洋、大西洋、インド洋、北極海、南極海
4. 「すべての作用に対して大きさの等しい反作用が存在する」
5. 中国
6. 1917
7. バズ・オルドリン
8. 大腿骨
9. ウルグアイ
10. ウォルト・ディズニー。26回オスカーを受賞した。

2 つながりを見つけよう
すべて、海岸線がない内陸国。

8章

1 計算クイズ
- A 1,221
- B 13,203
- C 246
- D 3,274
- E 693
- F 6,612
- G 11
- H 13

2 釣り銭計算
- A 4.15 ポンド
- B 1.05 ポンド
- C 8.95 ポンド
- D 1.02 ポンド

3 本代の計算
叔母さんの隠された人生とザ・イヤー・オブ・ヤクで 16.98 ポンド。おつりは 0.52 ポンド。

4 ややこしいお菓子代
答え：21

5 座標がわかる？
- A X−2, Y−3
- B X2, Y9
- C X7, Y5
- D X4, Y1
- E X6, Y−4

6 お宝は金貨
木製の箱に硬貨が 600 個、鋼鉄製の箱に 1400 個ある。

7 くらべっこ〈その1〉
1. $7/8$
2. $3/4$
3. $2/3$
4. $9/16$
5. $2/5$
6. $5/15$

8 くらべっこ〈その2〉
1. $9/12$
2. $2/3$
3. $5/8$
4. $6/10$
5. $8/15$
6. $15/32$

9 小数と分数のくらべっこ〈その1〉
1. 0.8
2. $2/3$
3. 0.6
4. $2/6$
5. 0.3
6. $1/4$

10 小数と分数のくらべっこ〈その2〉
1. $11/21$
2. 0.5
3. $2/5$
4. 0.333
5. 0.275
6. $7/32$

つづく →

8章 (つづき)

11 靴下パズル
答え：20 足

12 パイを分ける
A
1 ½
2 ¼
3 ¼

B
1 ¼
2 ⅙
3 ⅙
4 ⅙
5 ¼

C
1 ⅓
2 ⅑
3 ⅑
4 ⅑
5 ⅓

D
1 ¼
2 ⅛
3 ⅛
4 ¼
5 ⅛
6 ⅛

13 スターにアイラブユー
答え：75%　160 の ¾ は 120；90/120 ＝ ¾（75%）

14 小さな弟
答え：6

15 チーズ・プリーズ
A 12.10 ポンド
B 14.10 ポンド
C 18.19 ポンド

16 ヘンリーの猫
答え：16

17 内訳わかる？
A 10
B 5
C 5
D 5

18 今何時？〈その1〉
A 午前 9 時
B 午前 1 時
C 午後 8 時
D 13 時間；午後 6 時

19 今何時？〈その 2〉
A 午前 10 時 59 分
B 午前 10 時 17 分
C 午後 5 時 18 分と午後 5 時 48 分
D シティシネマ

20 欠　番
答え：9。各列最後の正方形は、最初の二つ正方形の和である。

21 通貨両替マシン
A 800 ドル
B 200 ポンド
C 12.50 ポンド
D 250 ユーロ
E 25,000 円

22 度量衡換算
A 14/2.2 ＝ 6.36 kg
B 100/2.54 ＝ 39.37 インチ
C 100/30.5 または 39.37/12 ＝ 3.28 フィート
D 1/1.0936 ＝ 0.9144 m
E 3.28×0.9144 ＝ 3 フィート
F 1,000/28.35 ＝ 35.27 オンス
G 35.27/2.2 ＝ 16 オンス
H 16×14 ＝ 224 オンス

23 どちらがお買い得？
2 件目の店。最初の価格は最初の店が 400 ポンド、2 件目の店が 350 ポンドである。

24 DJ バトル
トラック 13。ウィルのプレイリストは、4、7、10、13 なので、マイルズは 13、9、5、1 でなければならない。

9章

1 電卓危うし
A −
B ÷
C ＋
D ×

2 素敵な時間
答え：13, 17, 19, 23, 29, 31, 37, 41, 43, 47

3 秘密クラブ
これらはすべて、素数の倍数である（5×5 ＝ 25；3×17 ＝ 51；7×17 ＝ 119）。

4 均すといくら？
リンゴの総重量をリンゴの総数で割ると、平均値が出る。総重量は各カテゴリーの重さにそのカテゴリーのリンゴの個数をかけた値である。(67×112)＋(32×98)＋(125×132)＋(16×102)＝ 7504＋3136＋16500＋1632 ＝ 28772；リンゴの総数 ＝ 240；28772/240 ＝ 119.88 g

5 数の三角形〈その 1〉
答え：16。中央の数は、右下の数と他の二つの数の積を足したものである。
65 −(7×7)＝ 16

6 数の三角形〈その 2〉
答え：4。中央の数は、頂点にある数と左下の数の積を右下の数で割れば求められる。
(8×3)÷6 ＝ 4

7 数の十字形〈その1〉

答え：13。中央の数は、上下の数と左右の数の合計である。
4＋2＋1＋6＝13；
5＋0＋3＋5＝13

8 数の十字形〈その2〉

答え：10。中央の数は、上下の数の差から左右の数の差を引いたものである。
（42－26）－（31－25）＝
16 －6 ＝10

9 数の五角形

どの数も、右上から反時計回りに直前の二つの数の和になっている。

- **A** 21（13＋8＝21）
- **B** 22（34－12＝22）
- **C** 9と25（66－41＝25；25－16＝9）
- **D** 4,8と20（32－12＝20, 20－12＝8, 8－4＝4）

10 数の四角形

答え：42。最後の列の数は、最初の2列の数の差と3列目の数の積。
（8－2）×7＝42

11 天使も怖がる隅角

- **A** 60°
- **B** 50°
- **C** 30°
- **D** 1＝55°；2＝90°
- **E** 2＝27°；3＝90°

12 その辺で

- **A** 24
- **B** 9
- **C** 4
- **D** 4
- **E** 面積＝28.26；円周＝18.84
- **F** 面積＝50.24；円周＝25.12

13 床面積

答え：98 m²

14 代数にご注意

- **A** 0.50
- **B** 6
- **C** 3
- **D** 5
- **E** 4

15 グラフにしよう

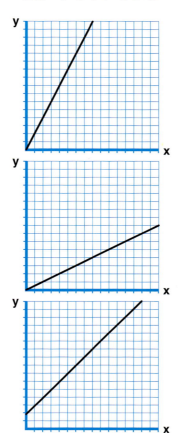

16 習熟曲線

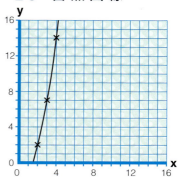

10章

1 五十音順リスト

1. 腕時計
2. 王冠
3. 木
4. シロフォン
5. はしご
6. ファスナー
7. ヘッドフォン
8. ボトル
9. マウス
10. りんご

2 アルファベット順リスト

1. sedan
2. sedation
3. sedative
4. sedentary
5. sedimentary
6. sedimentation
7. seditious
8. seduction
9. seductive
10. sedulous

3 穴埋め問題

かかしは畑を守っていた。しかしカラスはかかしにかまわず、かかしの破れた帽子に向かってわめきたてた。そこに農夫がトラクターでやってきてフォークを振りかざした。

つづく →

解答

10章 (つづき)

4 類義語
A 専門的な　円熟した
B 優美な　しなやかな
C 恐ろしい　不気味な
D 軽快な　活発な

5 類義語の推理
A 偽り
B 壊れやすい
C 信号を送る
D 清廉な

6 対義語
A 支持する　否定する
B 幼稚な　成熟した
C 実行する　妨げる
D 変化に富む　単調な

7 対義語の推理
A 輝き
B 慎みのない
C 緩める
D 内気な

8 字数カウント
それぞれ答えはたくさんある。ここでは一例を示す。
A TUMBLER
B JEOPARDY
C EXAMS
D HOB

9 踏み石パズル
PREVENTATIVE（予防策）

10 違うのはどれ？
A PLAINFAST。他は音節をひっくり返すと単語になる。
B YRINGE。他は、文字Sで最初の文字を置き換えると単語になる。

12 逆さま読み
A ヴァイキングの攻撃からパリを守るための要塞。
B フランソワ1世。
C I. M. ペイ。

15 フルーツサラダ
A Banana（バナナ）
B Grapefruit（グレープフルーツ）
C Cauliflower（カリフラワー）
D Watermelon（スイカ）
E Blackcurrant（クロフサスグリの実）
F Pineapple（パイナップル）
G Clementine（クレメンタイン）
カリフラワー（C）だけが野菜である。

16 アナグラム探偵
A Sleuth（探偵）
B Monarchy（君主制）
C Notebook（ノート）
D Religion（宗教）
E Umpire（審判員）
F Invention（発見）

11章

1 どこが違う？

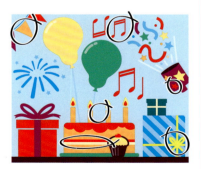

2 フロアプランナー
答え：47 m²

3 頭の回転
答え：D。他はすべて回転。DはCの鏡像である。

4 友好親善は油断大敵
答え：B。赤い正方形が反転している。

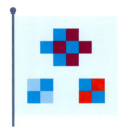

5 頭のひねり
答え：E。その他はすべて回転でペアになっている。
AとG、BとD、CとF

6 回れ右！
答え：C

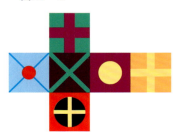

解　答

7　五顔六色
答え：A

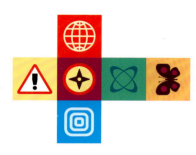

8　展開図
答え：D。他はすべて同じ立方体。Aの面の配置だけが他と一致しない。

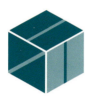

9　ここはどこ？

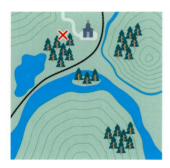

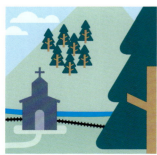

10　地図製作者

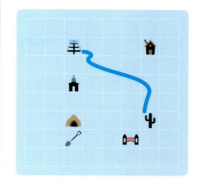

11　冷凍庫テトリス

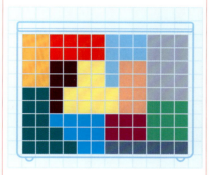

12　タイルゲーム
答え：B

13　チェスの手
答え：5

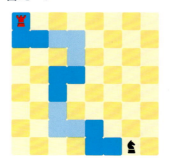

14　連続図形〈その1〉
答え：B

15　連続図形〈その2〉
答え：A

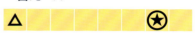

16　決めのポーズ
答え：B。左腕が下に移動し、右足は45°上に移動する。右腕は下に移動し、左足が45°上がる。

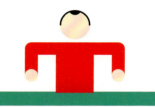

17　おしゃべりな図形〈その1〉
答え：C。紫色の形には対称な垂線がある。

18　おしゃべりな図形〈その2〉
答え：B。青い丸は対角線に沿って動いており、正方形も同時に移動している。黒丸は左から右に移動し、三角形は右から左に移動する。

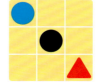

つづく →

解 答

11章（つづき）

19 文字通り
答え：R

12章

1 次は誰の番？
スカンク。縞模様、斑点、縞模様、斑点の順に並んでいるので、次は縞模様の動物が来る。

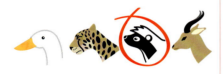

2 物質界
ダイヤモンド。目方の価値が低いものから高いものの順に並んでいる。

3 今日は何曜日？
答え：金曜日。

4 どちらまで？
答え：I

5 どういう関係？
答え：D。6は9の2/3であり、12の2/3は8(D)である。

6 平和に仲良く
C：live。数字は、何番目のアルファベットかを表している（P = 16/26、E = 5/26など）。

7 コーヒータイム
B：51216161。何番目のアルファベットかを表す数字が逆順に並んでいる（E = 5、L=12、P=16、P=16、A=1）

8 ドラマ LAW & ORDER
泥棒、犯罪、逮捕、裁判所、刑務所、仮釈放。できごとの発生順はこのようになる。

9 ドキュメンタリー アニマルプラネット
分類体系で下位の階級から、ビーバー、齧歯類、草食動物、哺乳類、脊椎動物、動物。

10 空と海と
高度が低いものから、潜水艦、ゴムボート、水中翼船、凧、飛行船、ジェット機。

11 楽友協会
答え：A

12 スポーツクラブ

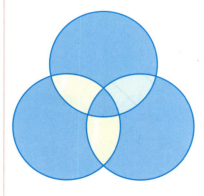

13 面接選考会
答え：3

14 破損商品
答え：2

15 海賊船
答え：17人

16 ○か×か？〈その1〉
正しい。これはひっかけ問題ではない！

17 ○か×か？〈その2〉
誤り。ビルは背が高いかもしれないが、私はもっと高いかもしれない。これは、「AであればBはBと同じではないからAである」という後件肯定として知られる誤謬である。

18 ○か×か？〈その3〉
誤り。AだからCであり、BだからCであるというだけでは、AだからBであるとはいえない。

19 次はどれ？
REGULAR。どの単語も、前の単語の後ろから2番目の文字で始まっている。

20 推理しよう〈その1〉
DEFIJK。これだけが2文字スキップしている。他は1文字である。

21 推理しよう〈その2〉
QDVHO。他はコンピュータのキーボードで同じ列にある文字でできている。

22 メダルが混乱
金：アーミテージ、銀：ビーカー、銅：オウェンベ

23 どのカード？
Eと9。ほとんどの人はこの仮説を確認しようとしてEと6を選ぶ。しかし、この仮説は偶数のカードの裏は必ず母音だとは言っていない。

24 靴下選別機
答え：3枚。3枚出したら少なくとも2枚は必ず同じ色になるはずだ。誤って21枚という人が多い。

解答

25 プレゼントが台無し

「詰合せ」の箱を開けばよい。どの箱のラベルも間違っているので、「詰合せ」の箱はリキュール入りかタフィー入りのどちらかだ。実際にリキュール入りが入っていたら、「リキュール入り」ラベルの箱は実際にはタフィー入りであるはずだ。そうならなければ、一方の箱のラベルが正しかったことになり、事実と合わない。

26 文字交換機

ACES [G] AJAR
BIDE [A] BUCK
ORYX [N] ACTS
EMIT [D] ISLE
SPUN [H] CLIP
PACK [I] LUCK
Gandhi（ガンディー）

27 シーザーの暗号

A ROMANS
B WHISPER
C HIDDEN
D SECRET

28 秘密のメッセージ

XUJHQW PHVVDJH PHHW
FRQWDFW WRQLJKW

29 白と黒

RCPFC　　[PANDA]
BGDTC　　[ZEBRA]
UMWPM　　[SKUNK]
DCFIGT　　[BADGER]
RGPIWKP　[PENGUIN]
これはダブルシフト暗号である。

30 Eを探せ

5文字ずらす。原文は、
ELEVEN ELEPHANTS EXITED THE ELEVATOR EXCLAIMING EXCITEDLY
（11頭の象が興奮した鳴き声を上げながらエレベーターを下りた）

31 モールス信号

A　-- .. -. -..
B　- .-. .-. -.
C　.... .-. . .-.
D　-... ..- ..-. ..-. .-.. ---

32 緊急信号

SOS SHIPWRECKED ON CORAL ISLAND
（SOS 珊瑚島で難破）

33 渡し船

最初にニワトリを渡して岸に残し、戻ってきてトウモロコシを渡し、トウモロコシを置いてニワトリを積んで左岸に戻り、キツネと入れ替え、キツネを下ろしてから、戻ってニワトリを渡す。

34 砂漠の伝令作戦

全3頭で出発するが、1日目が終わったら、1頭目のラクダから1日分の水を残りの2頭それぞれに移してボー要塞に戻るために必要な1日分の水だけを背負わせる。2日目が終わったら、2頭目のラクダから1日分の水をあなたのラクダに載せ替え、ボー要塞に戻るために要る2日分の水を背負わせる。あなたのラクダはまだ4日間分の水を積んでいるので、あなたはジェスト要塞に重要なメッセージを届けることができる。

13章

1 一石三鳥

A Book
B Quick
C Paper
D Fruit
E Search

参考ウェブサイト

記憶全般
記憶の詳細と脳の機能のしかたに関する最新研究

www.dana.org

www.gloo.com.au

www.memorise.org

www.memory-loss.org

www.newscientist.com/topic/brain

www.pbs.org/wnet/brain/

www.sharpbrains.com

www.youramazingbrain.org/yourmemory/

記憶術

www.buildyourmemory.com

www.buzanworld.com

www.changingminds.org/techniques/memory/peg

www.mindtools.com

www.worldmemorychampionships.com

www.youramazingbrain.org/yourmemory

その他のパズル
創造力

www.cul.co.uk/creative/puzzles.htm

www.learning-tree.org.uk

長期記憶力

www.lumosity.com

www.memoryjoggingpuzzles.com

記憶力と創造力

www.cul.co.uk/creative/puzzles.htm

www.enchantedmind.com/html/science/creative_memory.html

www.supplementsformemorytips.com/Improve-Memory-When-You-Improve-Creativity.html

記憶と体系化

www.npmanagement.org/Article_List/Articles/Organizational_Memory.htm

www.web-us.com/memory/improving_memory.htm

数的推論力
数のなぞなぞ

www.cut-the-knot.com

www.jimloy.com

カックロパズル

www.krazydad.com

創造力エクササイズ

www.riddles.com

www.visualmathlearning.com

名前と顔を覚える

www.howtoimprovememory.org/names-faces/

www.memory-key.com/improving/strategies/everyday/remembering-names-faces

www.mymemoryfix.com/remember_faces.html

数字を覚える

www.braingle.com/mind/test_numbers.php

www.memorise.org/lesson3.htm

短期記憶力
多種多様なパズル

www.everydayhealth.com/longevity/mental-fitness/brain-exercises-for-memory.aspx

www.free-sudoku-puzzles.com/games/memory-game/short-term-memory-game.php

www.fupa.com/play/Puzzles-free-games/short-term-memory

www.onlinegamescastle.com/game/short-term-memory

www2.stetson.edu/~efriedma/puzzle

言語的推論力
クロスワード、ワードサーチ、言葉あそび

www.puzzlechoice.com

その他の言語ゲーム

www.wordplays.com

視覚的推論と空間認識

www.mycoted.com

www.sharpbrains.com

索　引

(E)はエクササイズ

【あ】

IQ テスト(E)　144
愛情関係(E)　26
頭の回転(E)　144
アップスタック法(E)　90
あつらえパスワード(E)　88
穴埋め問題(E)　133
アナグラム(E)　139
アニマルウォッチング(E)　14
アヒルの行列(E)　18
アルファベット(E)　151, 156, 164
アルファベット記憶術　50, 51
アルファベット順(E)　133
アルファベットペグ(E)　51
暗号(E)　164, 165
暗号解読　165
暗証番号　84, 90～95
　――の記憶練習(E)　90
異星人の姿と名前(E)　38
一石三鳥(E)　171
一般知識クイズ(E)　99
意味記憶　72, 76, 98, 99, 101, 103
色(E)　16, 18, 20
印象強化術　36
韻文 PIN(E)　94
映画鑑賞(E)　67
エピソード記憶　7
遠隔連想テスト　171
お菓子代(E)　112
おとぎ話(E)　175
オペラツアー(E)　106
覚えるという行為　104
折り紙(E)　81
折句式記憶術　48, 49
折句術

記憶を強める――　100
折句速習術(E)　100
オリンピック競技日程(E)　69
音楽祭(E)　68

【か】

海底の世界(E)　174
買い得(E)　119
買い物(E)　45, 46, 53
買い物リスト　45
鍵(E)　56, 57
家系図(E)　73
過去のできごと(E)　74
家事(E)　47, 52
カスタムパスワード(E)　87, 88
数の五角形(E)　125
数の三角形(E)　124
数の四角形(E)　126
数の十字形(E)　125
数え歌(E)　94
数え歌記憶術　52, 53
数え歌ペグ　78, 79
楽器の暗記　105
学校用品(E)　53
カード(E)　162
紙コップ(折り紙)(E)　81
カレンダーペグ記憶術　76～79
カレンダーペグの練習(E)　77
観光名所リスト(E)　51
感情的知能　7
関連づけ　27, 104
記　憶
　作業――　6
　名前と顔――(E)　26, 30～41
　――の限界(E)　73
　――を強める折句術　100
記憶増強術　34, 50, 92, 100, 101

記憶補助
　パスワードの――　85
記憶力　6, 7
基　数　117
記念日(E)　79
キーボード(E)　86
キーボードパスワード　86
基本システム(E)　86
基本パスワード　86～88
キムの暗記ゲーム(E)　22, 23
決めのポーズ(E)　150
逆の発想(E)　172
キャスティングボード法　75
キャッチコピー(E)　177
業務日誌(E)　67
曲線グラフ(E)　129
緊急信号(E)　166
クイズ(E)　98, 99
空想船旅行(E)　174
靴下(E)　163
靴下パズル(E)　114
国と奇観(E)　26
グラフ　112, 115, 128, 129
グラフ(E)　128
クロックペグ記憶術　66～69
計算クイズ(E)　111
計算力　110～129
携帯電話(E)　61
欠番(E)　118
言語能力　7, 132～139
減　衰
　短期記憶の――　24
コウモリ　102
五角形(E)　145
語学力　7
五感の記憶　74
五十音順(E)　133
語中の語(E)　138
国旗(E)　144

索　引

【さ】

言葉のはしご(E)　138

サイエンスフィクション(E)　104
サイコロ(E)　146
逆さ読み(E)　137
作業記憶　6
砂漠の伝令作戦(E)　167
座標(E)　112
三角形(E)　124, 126
3段階記憶強化術　40, 41
子音交換(E)　88
ジェパディゲーム(E)　176
CM(テレビ)(E)　61
視覚化　103〜105
時間・時刻(E)　117
時間割(E)　64
視空間能力　7, 142〜151
仕事リスト(E)　49
シーザーの暗号(E)　164, 165
詩人(E)　107
システム中毒(E)　87
自伝的記憶　72
紙幣(E)　116
社会的知能　7
ジャーニー法　62, 63, 106
　　──の練習(E)　62
集合名詞(E)　107
周辺情報(E)　101
　　──を確かめるテクニック　101
宿泊グッズ(E)　48
数珠つなぎ式記憶術　46
順番(E)　34
障害物(E)　25
小数(E)　114
ジョーク(E)　176
書名(E)　63
シングルシフト暗号(E)　164
信号(E)　166
心的回転　144〜147

新用途(E)　173
推理(E)　161
数　学　110〜129
数学恐怖症　7, 110〜119, 122〜129
数字(E)　25, 156
数字カウント(E)　136
数字パズル　123〜126
数的能力　7, 110〜119
図形(E)　150, 151
スケッチ(E)　174
スタックアップ法(E)　86
ストループテスト(E)　137
セレブのヘルプ(E)　92
宣言記憶　7
船上エンタテインメント(E)　69
先生の名前と科目(E)　39
戦地リスト(E)　105
想　起　6, 7
想像画(E)　17
創造力　170〜177
素数(E)　123

【た】

対義語(E)　135
代数(E)　128, 129
代替用途テスト　173
タイムライン(E)　73
タイムラグ　9
タイルゲーム(E)　148
宝島　19
宝箱(E)　113
脱走計画(E)　175
旅と目的地(ペグ)　62
短期記憶　6, 7, 12〜29
　　──の強化術　44〜59
単　語　132〜139
単語(E)　157, 161, 171
　　──と暗証番号(E)　91, 93
　　──の中の文字(E)　138
誕生日(E)　78, 79, 85

チェスゲーム(E)　21, 148
地図(E)　18, 19, 147
チーズ(E)　116
チャンキング　22, 23, 53, 55
中期記憶　6, 7, 60〜81
駐車場所(E)　63
長期記憶　6, 7, 72〜81, 104
　　日時の──　72
　　──の強化術　44〜59
通貨の両替(E)　118
通勤ルート(E)　63
通話履歴(E)　61
釣り銭(E)　110, 111
DJバトル(E)　119
テクニック
　アルファベットペグ記憶術──　50
　位置で覚える──　32
　印象強化術──　36
　折句式記憶術──　48
　数え歌記憶術──　52
　カレンダーペグ記憶術──　76〜79
　関連づけ──　27, 104
　記憶を強める折句術──　100
　キャスティングボード法──　75
　クロックペグ記憶術──　66
　五感を探る──　74
　3段階記憶強化術──　40
　ジャーニー法──　62
　周辺情報を確かめる──　101
　数珠つなぎ式記憶術──　46
　大要を抜き書きする──　102
　チャンキング──　22
　頭字語式記憶術──　47
　名前の中に何がある？──　35
　文脈をキーにする──　39
　ボディパーツ記憶術──　105
　マインドウェブ──　103
　間取り図式記憶術──　45
　曜日ペグ記憶術──　64

索　引

手続き記憶　6, 72, 80, 81
テレビの CM(E)　61
テレビ番組(E)　68
展開図(E)　146
伝記記憶　7
電卓(E)　123
伝令(E)　167
頭字語(E)　47
頭字語式記憶術　47
動物(E)　155, 157
道路標識(E)　17
トリプルシフト暗号(E)　165
度量衡換算(E)　118
ドリンクオーダー(E)　27

【な】

名前(E)　75, 85
名前の中　35
名前への記憶　75
日記(E)　77
認知力　6, 7
抜き書き練習(E)　102
年齢(E)　115, 116
乗り合せ(E)　36

【は】

背景情報　101
背景ノイズ(E)　24
配置(E)　15, 19, 21, 32, 33
パスワード　84～89, 91, 95
　　――の記憶補助　85
　　――の創作(E)　89
パスワードリコール(E)　95
バードウォッチング(E)　14
パートナーの名前(E)　38
バーの看板(E)　16
反対概念思考法　172
反転思考(E)　172
飛行機の座席(E)　32
ひも結び(E)　80

百分率(E)　115, 119
服薬スケジュール(E)　67
符号化　6, 7, 103
物質界　155
船の設計図(E)　174
踏み石パズル(E)　136
プレゼント(E)　163
プレゼントリスト(E)　49
フロアプランナー(E)　143
分数(E)　113, 114
文脈(E)　20, 24, 39
分類(E)　15, 171
平均(E)　124
ペグ
　　曜日の――　64, 65, 68, 69
ペグ記憶術　62, 63, 105, 106
ベン図(E)　158, 159
帽子の種類(E)　13
宝石箱(E)　19
保　存　6
ボディパーツ記憶術　105
本代の計算(E)　111
本の返却日(E)　79

【ま】

マイホーム(E)　45
マインドウェブ　103
間違い探し(E)　143
間取り図式記憶術　45
○か×か？(E)　160
道順(E)　54, 55
昔話(E)　106
名刺(E)　14
名実一体(E)　34
明示的記憶　7
メダリスト(E)　162
面積(E)　127
面接試験(E)　35
面接日(E)　65
文字グループ(E)　136
文字交換機(E)　164

文字の出現頻度分析　165
物語創作訓練(E)　176
ものの記憶(E)　15, 19
ものの名前(E)　13
モールス信号(E)　166
問診票　12, 30, 44, 60, 72, 84,
　　98, 110, 122, 132, 142,
　　154, 170
問題解決　176

【や】

夕食のメニュー(E)　61
床面積(E)　127
幼少期の記憶(E)　73
曜日(E)　155
曜日ペグ記憶術　64, 65, 68, 69
曜日ペグの練習(E)　65

【ら】

落書き(E)　173
羅針図(E)　54
ランダム想起(E)　13
ランドマーク(E)　8, 147
立方体(E)　45
リートスピーク　85
略語 PIN(E)　93
類義語(E)　134
冷凍庫テトリス(E)　148
歴史物(E)　106
レーシングカー(E)　20
連想 PIN(E)　93
連続図形(E)　149
連続動作(E)　150
ロープ結び(E)　80
論理力　7, 154～167

【わ】

渡し船(E)　167
割合(E)　114

謝　辞

著者紹介

ジョエル・レヴィは、心理学にとくに強い関心を寄せているサイエンスライター兼ジャーナリストである。著作は、認知能力の向上から異常な体験まで、主流派心理学と疑似心理学の両領域にわたる。ワーウィック大学とエディンバラ大学で分子生物学と心理学の学位を取得した後、著作活動に入り、*Boost Your IQ* や *Train Your Brain* などを執筆。

イラストレーター紹介

キース・ハガンは、キャリア豊かなグラフィックアーティストである。イラスト、映画の特殊効果、アニメーション、グラフィックデザイン、芸術監督、商業コピーライティングなど幅広い経験をもち、出版・広告・企業向けビジュアル制作・著作で活躍中。

著者謝辞

リジー・イェイツと本書の後援部隊を務めて下さったアンジェラ・ベイナム、ミランダ・ハーヴェイ、ハリエット・ヨーマンス、キース・ハガン、ありがとう。ドーン・ヘンダーソンにも本当にお世話になった。インスピレーションと感動的なサポートを惜しみなく与えてくれたアン・フーパー、本当にありがとう。

出版社謝辞

ドーリン・キンダースリーより、デザインアシスタントのケイト・フェントンとヘザー・マシューズ、索引担当ミシェル・クラーク、校正担当クレア・クロス、パズルとエクササイズのチェック担当ニッキ・シムズ、数学関連の2章のパズルチェック担当ロジャー・トレヴィナへ、ありがとう。